Franziska

Quetiapin versus andere atypische Antipsychotika

Franziska Agnes Schmid

Quetiapin versus andere atypische Antipsychotika

Eine Metaanalyse randomisierter Studien

Südwestdeutscher Verlag für Hochschulschriften

Impressum/Imprint (nur für Deutschland/ only for Germany)

Bibliografische Information der Deutschen Nationalbibliothek: Die Deutsche Nationalbibliothek verzeichnet diese Publikation in der Deutschen Nationalbibliografie; detaillierte bibliografische Daten sind im Internet über http://dnb.d-nb.de abrufbar.

Alle in diesem Buch genannten Marken und Produktnamen unterliegen warenzeichen-, marken- oder patentrechtlichem Schutz bzw. sind Warenzeichen oder eingetragene Warenzeichen der jeweiligen Inhaber. Die Wiedergabe von Marken, Produktnamen, Gebrauchsnamen, Handelsnamen, Warenbezeichnungen u.s.w. in diesem Werk berechtigt auch ohne besondere Kennzeichnung nicht zu der Annahme, dass solche Namen im Sinne der Warenzeichen- und Markenschutzgesetzgebung als frei zu betrachten wären und daher von jedermann benutzt werden dürften.

Verlag: Südwestdeutscher Verlag für Hochschulschriften Aktiengesellschaft & Co. KG
Dudweiler Landstr. 99, 66123 Saarbrücken, Deutschland
Telefon +49 681 37 20 271-1, Telefax +49 681 37 20 271-0
Email: info@svh-verlag.de
Zugl.: München, TU, Diss., 2010

Herstellung in Deutschland:
Schaltungsdienst Lange o.H.G., Berlin
Books on Demand GmbH, Norderstedt
Reha GmbH, Saarbrücken
Amazon Distribution GmbH, Leipzig
ISBN: 978-3-8381-1842-0

Imprint (only for USA, GB)

Bibliographic information published by the Deutsche Nationalbibliothek: The Deutsche Nationalbibliothek lists this publication in the Deutsche Nationalbibliografie; detailed bibliographic data are available in the Internet at http://dnb.d-nb.de.

Any brand names and product names mentioned in this book are subject to trademark, brand or patent protection and are trademarks or registered trademarks of their respective holders. The use of brand names, product names, common names, trade names, product descriptions etc. even without a particular marking in this works is in no way to be construed to mean that such names may be regarded as unrestricted in respect of trademark and brand protection legislation and could thus be used by anyone.

Publisher: Südwestdeutscher Verlag für Hochschulschriften Aktiengesellschaft & Co. KG
Dudweiler Landstr. 99, 66123 Saarbrücken, Germany
Phone +49 681 37 20 271-1, Fax +49 681 37 20 271-0
Email: info@svh-verlag.de

Printed in the U.S.A.
Printed in the U.K. by (see last page)
ISBN: 978-3-8381-1842-0

1 Abkürzungsverzeichnis

BPRS	Brief Psychatric Rating Scale
CC	Cochrane Collaboration
CCMD	Chinesische Klassifikation der psychischen Erkrankungen
CI	Konfidenzintervall
CSG	Cochrane Schizophrenia Group
DSM	Diagnostisches und statistisches Manual
EbM	Evidenzbasierte Medizin
EKG	Elektrokardiogramm
EPS	Extrapyramidale Symptome
ESRS	Extrapyramidal Syndrome Rating Scale
GAF	Global Assessment of Functioning
HWZ	Halbwertszeit
ICD10	Internationale Klassifikation psychischer Störungen Vers.10
LOCF	Last Observation Carried Forward
M	Männer
mg	Milligramm
n.b.	nicht bekannt
NNH	Number needed to harm
NNT	Number needed to treat
OR	Odds Ratio
PANSS	Positive and Negative Syndrome Scale
QLS	Quality of Life Score
QTc	QT-Zeit
RCT	randomisierte, kontrollierte Studie
RevMan	Review Manager
RR	Relatives Risiko
SANS	Scale for the Assessment of Negative Syndroms
SAPS	Scale for the Assessment of Positive Syndroms
SD	Standard Deviation
SE	Standard Error
SPSS	Statistical Package for the Social Sciences
WMD	Weighted mean difference

2 Einleitung

2.1 Evidenzbasierte Medizin

Evidenzbasierte Medizin (lat. evidentia = Augenscheinlichkeit), deren philosophischer Ursprung ins Paris der Mitte des 19. Jahrhunderts und weiter zurückreicht, ist mehr denn je ein aktuelles Thema bei Klinikern. Das gesamte medizinische Wissen verdoppelt sich derzeit alle fünf Jahre [89]. Bei der Fülle des be- und entstehenden Wissens ist der einzelne Arzt zunehmend gefordert, das für ihn Bedeutende zu bestimmen. Das heißt, er bräuchte viel mehr Zeit sich zu belesen, als er Zeit hat, ärztlich tätig zu sein. Dabei weiß er nicht, ob das, was er gerade liest, auch das Beste für seine geplante Therapie darstellt. Evidenzbasierte Medizin soll dem Arzt diese Problematik erleichtern, indem ihm aus der veröffentlichten medizinischen Literatur herausgefilterte und bewertete, wissenschaftlich abgesicherte Erkenntnisse und Leitlinien angeboten werden, die die Wirksamkeit von Therapien und Maßnahmen beschreiben. Auf diese Weise kann er seinen Patienten die augenblicklich beste Therapie anbieten:

- EbM nutzt somit dem Arzt, weil er auf dem neuesten Stand der medizinischen Behandlungsmethoden ist,

- sie nutzt dem Patienten, weil er durch diesen Wissensstand bestmöglichst behandelt wird und

- sie nutzt der Gesellschaft, weil unnötige und teure Behandlungen, die zu keinem messbaren Erfolg führen, vermieden werden.

Gut geplante und hochwertig durchgeführte randomisierte, kontrollierte, klinische Studien, die genügend hohe Patientenzahlen aufweisen, erfüllen die Voraussetzungen, um später nach EbM-Kriterien vorteilhaft eingeteilt zu werden. Die EbM beschäftigt sich nicht mit der Durchführung von klinischen Studien selbst, sondern mit der systematischen Nutzung ihrer Ergebnisse. Die Umsetzung der EbM erfolgt in einem mehrstufigen Prozess [95]:

- Formulierung einer relevanten, beantwortbaren Frage aus dem klinischen Fall

- Planung und Durchführung einer Recherche der klinischen Literatur

- Kritische Bewertung der recherchierten Literatur (Evidenz) bezüglich Validität / Brauchbarkeit

- Anwendung der ausgewählten und bewerteten Evidenz beim individuellen Fall

- Bewertung der eigenen Leistung

2.2 Die Cochrane Collaboration

Die Cochrane Collaboration (CC) wurde 1993 gegründet und nach dem britischen Epidemiologen Sir Archibald Leman Cochrane benannt. Archibald Leman Cochrane war ein britischer Arzt und Epidemiologe, dessen Wirken und Denken wesentlich das Entstehen der evidenzbasierten Medizin und der Cochrane Collaboration beeinflusste [21]. Die Cochrane Collaboration hat es sich zur Aufgabe gemacht, systematische Übersichtsarbeiten für ein breites medizinisches Themengebiet zu erstellen. Schon jetzt beteiligen sich über 12.000 Menschen weltweit und unterstützen die verschiedenen Entitäten (Centres, Review Groups, Fields) der Cochrane Collaboration in unterschiedlichen Rollen. Für deren Koordination und Öffentlichkeitsarbeit sind die weltweit befindlichen Zentren zuständig.

Die Cochrane Collaboration ist eine internationale, nicht kommerzielle, gemeinnützige Organisation, deren Ziel es ist, aktuelle Informationen zur Evidenz therapeutischer Behandlungen öffentlich zugängig zu machen. Dies geschieht vor allem durch die Erstellung, Aktualisierung und Verbreitung systematischer Übersichtsarbeiten (»systematic reviews«). Diese liefern einen entscheidenden Beitrag zur medizinischen Qualitätssicherung [3]. Das wichtigste Produkt der CC ist eine elektronische Datenbank systematischer Übersichtsarbeiten, die »Cochrane Database of Systematic Reviews«. Die Reviews werden von Review-Gruppen erstellt. Derzeit existieren über 50 international besetzte Review-Gruppen. Die Mitglieder dieser Gruppen sind Forscher, Mitarbeiter im Gesundheitswesen, Ärzte, Patienten u.a.. Die Arbeit der Review-Gruppen wird von Redaktionsteams koordiniert und betreut. Sie stellen sicher, dass die systematischen Übersichtsarbeiten den hohen Qualitätsansprüchen der Cochrane Collaboration gerecht werden. Das Anliegen der Cochrane Collaboration ist es, nach strengen methodischen Regeln zu arbeiten, um eine Verzerrung (Bias oder systematischer Fehler) der Ergebnisse auszuschließen [4]. Besonders der Wissensstand auf dem Gebiet der Psychiatrie und Psychotherapie unterliegt einem ständigen Zuwachs an Kenntnissen und Wissen. Daher hat es sich die Cochrane Schizophrenia Group (CSG) zur Aufgabe gemacht, im Bereich Psychiatrie und Psychotherapie methodisch hochwertige systematische Reviews über die Behandlung von Menschen mit Schizophrenie oder ähnlichen Erkrankungen zu erstellen und zu aktualisieren. Der Sitz der Redaktion der CSG befindet sich an der University of Nottingham, England. Die Mitarbeiter der Review-Gruppen evaluieren die Behandlung von Menschen mit schweren psychiatrischen Krankheiten. Behandlung umfasst hierbei die Gabe von Medikamenten, Psychotherapie oder soziale Interventionen. Die Cochrane Schizophrenia Group hat bereits mehr als 100 systematische Übersichtsarbeiten erstellt und elektronisch publiziert. Sie machen es möglich, sich schnell über den aktuellen Stand zu einer Therapieform zu informieren. Sie werden daher oft als Goldstandard bei der Therapieevaluierung angesehen [58].

2.3 Systematische Reviews und Metaanalysen

Ein systematischer Review fordert gewisse Einschlusskriterien der Studien (z.B.: Randomisierung) und muss nicht zwingend eine Metaanalyse beinhalten. Bei einem systematischen Review werden Forschungsergebnisse verschiedener Studien zusammengefasst und in standardisierter Form ausgewertet. Die Metaanalyse hingegen ist eine quantitative Methode, Einzelergebnisse statistisch zu kombinieren. Metaanalysen können im Rahmen von systematischen Übersichtsarbeiten verwendet werden, um die beteiligten Studien quantitativ zu analysieren. Ein Problem ist es, dass Primärstudien häufig nicht mit derselben Methodik und denselben Definitionen arbeiten. Es kann auch vorkommen, dass sie ihre Stichproben nicht aus derselben Grundeinheit ziehen [23], [97]. Deswegen muss die Grundgesamtheit im Hinblick auf die zu untersuchenden Variablen genau festgelegt werden. Auswahlkriterien können z.b. die Art des Publikationstyps, der zeitliche Rahmen der Untersuchungen, der kulturelle oder linguistische Kontext sein. Nur eine breit angelegte Recherche und eine Sammlung von Primärstudien in einem festgelegten Rahmen können gewährleisten, dass keine systematische Verzerrung (Publikationsbias) der Ergebnisse vorliegt. Um die Ergebnisse der Einzelstudien statistisch zu kombinieren, bedarf es einer entsprechenden Überprüfung und Codierung der Merkmale der Studien. Dabei werden alle Informationen codiert, die zur Berechnung eines metaanalysierbaren Kennwerts erforderlich sind. Dies sind z.b. die Stichprobengrößen, die Anzahl der Items bei der Messung der untersuchten Variablen oder die Sorgfalt der Datenerhebung. Die Codierung wird von mehr als einer Person durchgeführt, anschließend überprüft und gegebenenfalls abgeglichen. Für die Codierung und Analyse metaanalytischer Daten stehen spezielle Softwarelösungen der Statistik zur Verfügung (SPSS, RevMan) [101].

Bei der Präsentation und Interpretation der Ergebnisse werden die methodischen Schritte beschrieben, die Ergebnisse dargestellt und die Bedeutung für Theorie und Praxis aufgezeigt. Zudem soll auf mögliche Forschungslücken sowie auf weitere Forschungsmöglichkeiten hingewiesen werden. Problematische Untersuchungsaspekte werden diskutiert. Die Darstellung der Studien und deren Ergebnisse erfolgt meist in tabellarischer Form oder in Form von graphischen Abbildungen [42] .

2.4 Schizophrenie

(Von altgriechisch schizein »abspalten« und phren »Zwerchfell, Seele«.)

Schizophrene Erkrankungen führen im Allgemeinen zu charakteristischen Störungen des Denkens und der Wahrnehmung sowie der Affekte. Je nach Funktionsstörung unterscheidet man eine Positiv- oder Plussymptomatik (z.B.: Halluzinationen, Wahn, Denk- und Affektstörungen) von einer Negativ- oder Minussymptomatik (z.B.: Apathie, Interesselosigkeit und Autismus). Bei einem plötzlichen Ausbrechen der Schizophrenie steht meist die Positivsymptomatik im Vordergrund, woran sich eine Phase geprägt durch Negativsymptomatik anschließt. Die Schizophrenie tritt bevorzugt in der Adoleszenz und dem frühen Erwachsenenalter auf. Ein Krankheitsbeginn vor dem 12. oder nach dem 40. Lebensjahr (Spätschizophrenie) ist seltener. Allerdings ist hier bei Frauen ein zweiter Krankheitsgipfel zu erkennen, der mit den hormonellen Veränderungen der Wechseljahre erklärt wird. Der Beginn der Erkrankung kann plötzlich oder schleichend erfolgen. Eine gesicherte Ursache für Ausbruch oder Verlauf der Schizophrenie ist nicht bekannt. Man geht von einer multifaktoriellen Genese aus. Die Geschlechterverteilung bei der Erkrankung ist gleich. Im Verlauf der Erkrankung können verschiedene Krankheitsphasen und -stadien unterschieden werden. Es werden episodische und schubförmige Verläufe unterschieden. Als prognostische Regel gilt, dass ein Drittel der Patienten ein relativ normales Leben führen kann, ein Drittel der Erkrankten deutliche Symptome zeigt, aber sozial integriert bleibt und ein Drittel schwer beeinträchtigt ist und häufig rehospitalisiert wird, von denen wiederum ca. 10% dauerhospitalisiert sind [41]. Bei Vorliegen einer Intoxikation oder eines Entzuges soll keine Schizophrenie diagnostiziert werden [38]. Für die Diagnose der Schizophrenie stehen verschiedene Diagnosemanuale zur Verfügung. Eines davon ist die ICD 10 (International Classification of Diseases Version 10), das folgende Symptome auflistet:

1. Gedankenlautwerden, -eingebung, -entzug, -ausbreitung.

2. Kontroll -oder Beeinflussungswahn, Wahnwahrnehmungen, Gefühl des Gemachten bzgl. Bewegungen, Gedanken, Tätigkeiten oder Empfindungen.

3. Kommentierende oder dialogisierende Stimmen.

4. Anhaltender, kulturell unangemessener oder unrealistischer Wahn.

5. Anhaltende Halluzinationen jeder Sinnesmodalität.

6. Neologismen, Gedankenabreißen oder -einschiebungen in den Gedankenfluss.

7. Katatone Symptome (Erregung, Haltungsstereotypien, Negativismus, Stupor).

8. Negative Symptome (Apathie, Sprachverarmung, verflachte Affekte).

Am weitaus häufigsten lässt sich die paranoide Schizophrenie finden, die durch Wahnvorstellungen – meist begleitet von akustischen Halluzinationen und Wahrnehmungsstörungen – gekennzeichnet ist. Dazu kommen Störungen der Stimmung, des Antriebs und der Sprache. Die hebephrene Schizophrenie ist eine Unterform der Schizophrenie, bei der affektive Veränderungen im Vordergrund stehen. Wahnvorstellungen und Halluzinationen kommen selten vor oder fehlen ganz. Der Affekt der Patienten ist flach und unangemessen. Ihr Verhalten und das Denken ist desorganisiert und die Sprache zerfahren. Die Entwicklung der Negativsymptomatik verläuft oft sehr schnell, weswegen die Prognose eher schlecht ist. Desweiteren sind die katatone Schizophrenie und die Schizophrenia simplex als Unterformen bekannt [27], [10].

2.5 Behandlung der Schizophrenie

Für die medikamentöse Behandlung der Schizophrenie stehen sogenannte Antipsychotika zur Verfügung. Ausgehend von der Entdeckung der antipsychotischen Eigenschaften des Chlorpromazins in den 50er Jahren des 20. Jahrhunderts wurden seither eine Reihe von Wirkstoffen entwickelt, die sich in der chemischen Struktur, ihrer antipsychotischen Potenz, in ihrem Wirkungs- und Nebenwirkungsprofil unterscheiden und eingeteilt werden können. Alle Antipsychotika haben einen Einfluss auf dopaminerge - D_2- Rezeptoren in unterschiedlichen Hirnregionen mit unterschiedlicher Affinität [9]. Nach ihrem

Nebenwirkungsprofil können Antipsychotika in klassische oder sogenannte »typische« Antipsychotika und neuere, sogenannte »atypische« Antipsychotika eingeteilt werden. Diese Einteilung wird insbesondere in Hinblick auf die unerwünschten extrapyramidalmotorischen Störungen vorgenommen.

2.5.1 Typische Antipsychotika

Mit der Bezeichnung »typisch« meinte man ursprünglich die Kopplung der antipsychotischen Wirkung an das Auftreten von unerwünschten extrapyramidal-motorischen Nebenwirkungen (EPS). Es wurde versucht, typische Antipsychotika in fortlaufender Reihe mit steigender neuroleptischer Wirksamkeit anzuordnen. Unter »neuroleptischer Schwelle« wurde bei aufsteigender Dosierung diejenige Dosis verstanden, bei der erstmals extrapyramidal-motorische Symptome auftreten. Die neuroleptische Potenz eines Medikaments orientiert sich an der Wirkungsintensität des Chlorpromazins, dem die Potenz »1« zugeordnet wurde. Mit zunehmender Potenz schwindet die sedierende Komponente und steigt die Wirkung auf die Positivsymptomatik [13]. Typische Antipsychotika wirken weitgehend auf die Positivsymptomatik der Schizophrenie (z.B. Halluzinationen, Wahnvorstellungen). Sie sind für ihr teilweise sehr ausgeprägtes Nebenwirkungsprofil bekannt. Neben einer sedierenden Wirkung sind insbesondere die EPS für den Einsatz limitierend. EPS sind für die Patienten sehr belastend und ein häufiger Grund für frühzeitiges Absetzen der typischen Antipsychotika. Als wichtigste EPS sind Parkinsonismus, Frühdyskinesien und Spätdyskinesien zu nennen. Frühdyskinesien äußern sich oft schon nach einer Woche nach Medikamenteneinnahme vor allem im Gesichtsbereich. Spätdyskinesien treten erst nach Monaten bis Jahren auf und sind oft schwer zu therapieren.

2.5.2 Atypische Antipsychotika

Clozapin wird häufig als erstes »Atypikum« bezeichnet. Es fiel bei antipsychotischer Wirksamkeit auf, dass keine nennenswerten EPS auftraten. Aufgrund einer Häufung an Todesfällen 1975 in Finnland, bedingt durch Agranulozytose, wurde Clozapin wieder vom Markt genommen oder nur unter der Auflage »kontrollierte Anwendung« zugelassen. Im Gegensatz zu den typischen Antipsychotika sollen sich atypische Antipsychotika durch folgende Charakteristika auszeichnen [53]:

- geringeres Risiko, EPS und Spätdyskinesien hervorzurufen

- nur geringe Erhöhung des Prolaktin-Spiegels

- niedriges Potenzial in präklinischen Studien, Katalepsie hervorzurufen

- niedrige Affinität zum Dopamin-D_2-Rezeptor und höhere Affinität zum Serotonin (5-HT)-Rezeptor. Eine verbesserte Wirksamkeit auf die Negativsymptomatik und Positivsymptomatik der Schizophrenie ließe sich vermuten. Bezüglich der Negativsymptomatik ist die Wirksamkeit aber umstritten [57]

In Deutschland sind derzeit folgende atypische Antipsychotika verfügbar: Amisulprid, Aripiprazol, Clozapin, Olanzapin, Quetiapin, Risperidon, Sertindol, Ziprasidon und Zotepin. Wegen oben genannter Vorteile der atypischen Antipsychotika nimmt die Bedeutung dieser relativ neuen Behandlungsmöglichkeit zu. Die Debatte darüber, inwieweit atypische Antipsychotika im Vergleich mit typischen Antipsychotika die Ergebnisparameter einer Behandlung verbessern, ist immer noch aktuell und wird uns zukünftig noch begleiten [31], [32].

2.5.3 Quetiapin

Quetiapin gehört zur Klasse der atypischen Antipsychotika:

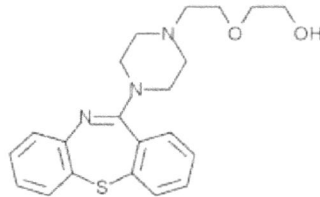

Es ist in Deutschland zur Behandlung der Schizophrenie und Manien bei bipolarer Erkrankung zugelassen. Quetiapin hat eine antagonistische Wirkung an Dopamin- (D_1, D_2, D_3), Serotonin- ($5 - HT_{1A}$, $5 - HT_{2A}$, $5 - HT_2C$), $alpha_1$- und $alpha_2$- adrenergen Rezeptoren und Histamin (H_1)- Rezeptoren. Die Halbwertszeit liegt bei ca. sieben Stunden, die orale Bioverfügbarkeit beträgt ca. 9%. Die Metabolisierung findet in der Leber über CYP 3A4 statt. Trotz der kurzen HWZ wird in der Regel eine Gabe von zweimal pro Tag als ausreichend erachtet. Auch bei höheren Dosierungen besteht -mit Ausnahme einer Akathisie- nur ein geringes Risiko für EPS. Nebenwirkungen wie Gewichtszunahme, Schläfrigkeit und Hypotonie verbunden mit Schwindel treten insbesondere während der ersten Behandlungswochen auf. Quetiapin wird in Deutschland unter dem Handelsnamen Seroquel® vertrieben [98].

2.5.4 Ziel der Untersuchungen

Vor allem in den hochentwickelten Industrienationen wurde die Medikation mit atypischen Antipsychotika zum Grundpfeiler der Schizophreniebehandlung.Wobei erwähnt werden muss, dass verschiedene Länder verschiedene Standards der Medikation haben. Auch die Erhältlichkeit eines Medikaments kann international unterschiedlich sein. Ein wirtschaftlich bedeutender Faktor ist auch die Verfügbarkeit eines Wirkstoffs als Generikum. Viele Präparate behandeln dieselbe Symptomatik, aber inwieweit sich die Präparate in ihrer Wirksamkeit und in ihrem Nebenwirkungsprofil unterscheiden, ist noch unzureichend erforscht. In diesem Review haben wir die Daten, die es bis zum Zeitpunkt November 2007 gab, aus randomisierten, mindestens einfach verblindeten, kontrollierten klinischen Studien zusammengetragen. Die Ergebnisse zum Vergleich zwischen Quetiapin und anderen atypischen Antipsychotika sollen einen Beitrag zur Verträglichkeit, Wirksamkeit und klinischen Effekten von Quetiapin leisten.

3 Methodik

3.1 Studiendesign

3.1.1 Studienauswahl

Es wurden alle randomisierten klinischen Studien eingeschlossen, die doppelt verblindet oder zumindest einfach verblindet waren. Alle Studien verglichen die Monotherapie mit Quetiapin mit der Monotherapie mit einem anderen atypischen Antipsychotikum.

3.1.2 Studienteilnehmer

Studienteilnehmer waren Patienten, die an Schizophrenie oder an der Schizophrenie verwandten Störungen litten, diagnostiziert nach anerkannten Diagnoseschlüsseln.

3.1.3 Darreichungsform und Dosierung

1. Quetiapin: es wurden alle Dosierungen, die oral verabreicht wurden, akzeptiert.

2. Andere Vergleichssubstanzen waren: Amisulprid, Aripiprazol, Clozapin, Olanzapin, Risperidon, Sertindol, Ziprasidon, Zotepin. Auch hier wurden alle Dosierungen, die verabreicht wurden, akzeptiert.

3.2 Outcome-Parameter

Folgene Outcome-Parameter sollten untersucht werden:

3.2.1 Vorzeitiger Studienabbruch

1. Aus irgendeinem Grund

2. Nebenwirkungen

3. Unwirksamkeit der Behandlung

3.2.2 Ansprechen des Medikaments (gemäß Def.)

3.2.3 Klinischer Allgemeinzustand

1. Klinische Verbesserung des Allgemeinzustands (gemäß Def., primärer Outcome)

3.2.4 Allgemeines psychisches Befinden

1. Klinische Verbesserung des psychischen Befindens (gemäß Def.)

2. Durchschnittsendwert in Skalen, die psychisches Befinden beurteilen

3. Durchschnittsänderungswert in Skalen, die psychisches Befinden beurteilen

4. Klinische Verbesserung in spezifischen Symptomen

5. Durchschnittsendwert in spezifischen Positiv-Symptomatik Skalen

3.2.5 Psychosoziales Funktionsniveau

1. Klinische Verbesserung des psychosozialen Funktionsniveaus

2. Durchschnittsendwert der Verbesserung des psychosozialen Funktionsniveaus

3. Durchschnittsänderungswert der Verbesserung des psychosozialen Funktionsniveaus

3.2.6 Lebensqualität

1. Verbesserung der Lebensqualität

2. Durchschnittsendwert in Skalen, die Lebensqualität beurteilen

3. Durchschnittsänderungswert in Skalen, die Lebensqualität beurteilen

3.2.7 Kognitives Funktionsniveau

1. Verbesserung des kognitiven Funktionsniveaus

2. Durchschnittsendwert des kognitiven Funktionsniveaus

3. Durchschnittsänderungswert des kognitiven Funktionsniveaus

3.2.8 Rehospitalisierung

1. Anzahl der wieder aufgenommenen Patienten in ein Krankenhaus

3.2.9 Nebenwirkungen

1. Anzahl der Patienten mit mindestens einer Nebenwirkung

2. Klinisch relevante Nebenwirkungen
(Kardiale Nebenwirkungen, Todesfälle, Bewegungsstörungen, Laborwerte und assoziierte Nebenwirkungen, verstärkte Müdigkeit, Krampfanfälle, Gewichtszunahme, Zahl der weißen Blutzellen)

3. Durchschnittsendwert der relevanten Nebenwirkungen

4. Durchschnittsänderungswert der relevanten Nebenwirkungen

Wir teilten die Outcome-Parameter in Kurzzeitstudien (bis zu 12 Wochen), in Mittelzeitstudien (13-26 Wochen) und in Langzeitstudien ein (über 26 Wochen).

3.3 Suchstrategie

3.3.1 Elektronische Suche

Für die Literaturrecherche wurde das Register (Mai 2007) kontrollierter Therapiestudien der Cochrane Schizophrenia Group herangezogen. Dieses Register wird regelmäßig durch die elektronischen Datenbanken BIOSIS, CINAHL, EMBASE, LILACS, MEDLINE, PSYNDEX, RUSSMED, Dissertation abstracts, Sociofile und PsycINFO nach kontrollierten Studien durchsucht und durch analoge Suche sowie andere Veröffentlichungen vervollständigt. Mit dieser Suchstrategie wurden 3620 Literaturstellen identifiziert. Die folgenden Suchbegriffe wurden eingegeben: [((quetiapin* AND (amisulprid* OR aripiprazol* OR clozapin* OR olanzapin* OR risperidon* OR sertindol* OR ziprasidon* OR zotepin*)) in title, abstract or index terms of REFERENCE) or ((quetiapin* AND (amisulprid* OR aripiprazol* OR clozapin* OR olanzapin* OR risperidon* OR sertindol* OR ziprasidon* OR zotepin*)) in interventions of STUDY)]

3.3.2 Quellensuche

Wir untersuchten alle Quellen für identifizierte Studien auf weitere Angaben.

3.3.3 Kontaktaufnahme mit den Autoren der Studien

Wir schrieben die Erstautoren aller in die Metaanalyse eingeschlossenen Studien an und fragten nach fehlenden Informationen.

3.3.4 Pharmazeutische Unternehmen

Wir kontaktierten die Hersteller aller atypischen Antipsychotika mit der Bitte um weiterführende Daten.

3.3.5 Förderung

Die Untersuchung wurde durch ein Projekt des Bundesministeriums für Bildung und Forschung (BMBF) unterstützt (FKZ 01KG 0606-GZ GFKG01100506).

3.4 Methodik des Reviews

3.4.1 Beurteilung der Ergebnisse der Literaturrecherche

Drei Reviewer inspizierten unabhängig voneinander alle gefundenen Literaturstellen. Meinungsverschiedenheiten wurden im Dialog ausgeräumt. Bestanden weiterhin Zweifel, wurde der vollständige Artikel zur eingehenden Prüfung angefordert. Lag der vollständige Artikel vor, entschieden wir unabhängig voneinander, ob die Studie die Review-Kriterien erfüllt. Falls immer noch Meinungsverschiedenheiten bestanden, die nicht im Dialog geklärt werden konnten, wurde die Studie auf die Liste »weiterer Klärungsbedarf« gesetzt.

3.4.2 Beurteilung der Qualität

Zur Beurteilung der Qualität der Studien wurden die im Cochrane Collaboration Handbuch [20] aufgeführten Kriterien verwendet. Die Einteilung der Kriterien basiert auf der Tatsache, dass methodisch minderwertige Studien Effekte oft überschätzen. Die Einteilung ist wie folgt definiert:

- A: geringes Risiko für einen Bias (adäquate Methodik)

- B: mäßiges Risiko für einen Bias (es bestehen Zweifel an den Ergebnissen)

- C: hohes Risiko für einen Bias (inadäquate Methodik)

Es wurden nur Studien eingeschlossen, die die Kriterien A oder B des Cochrane Collaboration Handbuch erfüllten.

3.4.3 Datenextraktion

Die ausgewählten Studien wurden von jedem Mitarbeiter hinsichtlich verwertbarer Daten überprüft. Anschließend überprüfte man gemeinsam alle extrahierten Daten auf ihre Richtigkeit. Falls Zweifel bestanden oder zusätzliche Informationen erforderlich waren, wurden die angegebenen Daten vorerst nicht verwertet, sondern der Erstautor zur Klärung des Problems angeschrieben.

3.5 Datensynthese

3.5.1 Datentypen

Bei den verwendeten Outcome-Parametern lassen sich kontinuierliche (z.b. durchschnittlicher Veränderungswert auf einer Verhaltensskala) und dichotome (z.b. unwesentliche versus wesentliche Veränderung) Datentypen unterscheiden.

3.5.2 Unvollständige Daten

Obwohl hohe frühzeitige Drop-Out Raten ein großes Problem für die Auswertung sind, schlossen wir keine der Studien aus. Dieses Problem wird in der Diskussion wieder aufgegriffen, falls es relevant für die betrachteten Studien sein sollte.

3.5.3 Dichotome Daten

Es wurde versucht, die Daten in Form eines konsequenten intent-to-treat-Ansatzes zu analysieren. Wir zählten jeden Patienten als Teilnehmer, wenn er in die Behandlung aufgenommen wurde, ungeachtet der Tatsache, ob er die Studie vollendete oder nicht. Bei einem Patienten, der vorzeitig aus der Studie ausschied, gingen wir also davon aus, dass er nicht auf die Behandlung angesprochen hätte, auch wenn er bis zum Ende geblieben wäre. Wo es möglich war, wurden kontinuierliche Daten in dichotome Variablen umgewandelt. Dies kann man durch »Cut-off« Werte der Messskalen festlegen oder man kann Patienten in die Kategorien »klinisch verbessert« oder »klinisch nicht verbessert« einteilen. Wir nahmen generell eine 50% Verbesserung des Ausgangswerts einer Beurteilungsskala an wie zum Beispiel der Brief Psychatric Rating Scale (BPRS) [79] oder der Positive und Negative Syndrome Scale (PANSS) [49]. Dies konnte als klinisch signifikante Verbesserung festgelegt werden. Waren keine Daten auf der Basis dieser Festlegung vorhanden, benutzten wir den gewichtigsten Cut-off Wert der Primärstudie als klinisch signifikante Verbesserung. In allen Reviews wurde für dichotome Variablen das Relative Risiko (RR) mit dessen Konvidenzintervall (CI) basierend auf einem Random Effects Modell angegeben [56]. Das Random Effects Modell berücksichtigt gewisse Unterschiede zwischen den Ergebnissen einzelner Studien, selbst wenn die Heterogenität nicht statistisch signifikant ist. Es zeigte sich, dass das Relative Risiko (RR) intuitiver interpretiert werden kann [12] als die Odds Ratio (OR). Die Odds Ratio (OR) wird von Ärzten oft als Relatives Risiko (RR) angesehen [26]. Diese Fehleinschätzung kann zu einer Überbewertung des untersuchten Effekts führen. Wenn sich ein statistisch signifikantes Ergebnis ergab, wurde eine »Number needed to treat« (NNT), bzw. eine »Number needed to harm« (NNH) als Kehrwert der absoluten Risikodifferenz berechnet.

3.5.4 Kontinuierliche Daten

Bei kontinuierlichen Messwerten wurde der gewichtete Mittelwertsunterschied (weighted mean difference – WMD) bestimmt. Auch hier verwendeten wir das »Random Effects Model«, welches alle Unterschiede zwischen Studien akzeptiert, sofern keine statistisch signifikante Heterogenität vorliegt.

3.5.5 Datensynthese

Wir kombinierten in der Analyse Endpunktdaten mit Veränderungsdaten, da es keinen statistischen Grund zu der Annahme gibt, dass Veränderungsdaten die Ergebnisse beeinflussen [45]. War anstelle der Standard Deviation (SD) der Standard Error (SE) angegeben, rechneten wir letzteren in Standard Deviation um. War keiner von beiden angegeben, errechneten wir den SD mittels des p-Werts oder wir bezogen einen Durchschnittswert aus den anderen Studien [37]. Die metaanalytische Statistik setzt eine Normalverteilung der Daten voraus. Das Statistikprogramm des verwendeten Programms RevMan ist gegenüber nicht normalverteilten Daten relativ stabil. Dennoch ist das Ausmaß für ein Verfälschen der Studienergebnisse, gewonnen aus einer Analyse von nicht normal verteilten Daten, weitgehend unklar. Andererseits führt das Ausschließen aller nicht normalverteilten Studien zu einem Selektionsbias, da erhebliche Daten verloren gehen. Deswegen schlossen wir alle Studien in die Primäranalyse ein. In einer Sensitivitätsanalyse schlossen wir mögliche nicht normalverteilte Daten aus und analysierten, ob der Ausschluss solcher Studien die Ergebnisse des Primären-Outcomes oder des psychischen Allgemeinzustandes änderte. Wir schlossen die Studien hinsichtlich folgender Kriterien aus:

- Bei Skalen mit Null als Ausgangspunkt ist die mit zwei multiplizierte Standardabweichung geringer als der Mittelwert (anderenfalls ist es unwahrscheinlich, dass der Mittelwert ein geeignetes Maß zur Bestimmung des Zentrums der Verteilung darstellt [1]).

- Wenn eine Skala einen positiven Ausgangswert hat (wie z.b.: PANSS, die Werte zwischen 30 und 120 aufweist,), wurde die oben beschriebene Berechnung modifiziert und der Ausgangswert berücksichtigt. Es handelt sich dann um nicht normalverteilte Daten, wenn gilt: $2SD > (S - S_{min})$, wobei S der Mittelwert ist, SD die Standardabweichung und S_{min} der Minimalwert der Skala.

- In großen Studien (> 200 Teilnehmer) stellen nicht normal verteilte Daten kein großes Problem dar. In diesem Fall haben wir die Daten in die Analyse aufgenommen.

- Bei Veränderungsdaten ist die Beurteilung der Normalverteilung schwieriger als bei Endpunktdaten. Zwar ist es wahrscheinlich, dass viele Veränderungsdaten nicht normalverteilt sind, dies kann aber nicht einmal mit der oben beschriebenen Faustregel abgeschätzt werden. Daher wurden Veränderungswerte ohne weitere Überprüfung verwendet.

Wir bewerteten die Heterogenität der Versuchsergebnisse sowohl durch Betrachten der metaanalytischen Abbildungen und Verwendung des I-Square. Der I-Square sagt aus, wieviel Prozent der Gesamtvariabilität durch die Heterogenität bedingt wird.

3.5.6 Sensitivitätsanalyse

Die Sensitivitätsanalyse ist eine Analyseform für komplexe Systeme und Probleme, bei der einfache Wirkbeziehungen zwischen Systemvariablen zu einem Wirkungsnetz verbunden werden und mittels dessen Rollen für die Systemvariablen festgelegt werden können.

3.5.7 Graphische Darstellung der Ergebnisse

Nach Möglichkeit wurden die Daten so in die metaanalytische Software RevMan 4.2.10 eingegeben, dass Ergebnisse auf der linken Seite der y-Achse eine Wirkung zugunsten von Quetiapin anzeigten.

4 Ausgeschlossene Studien

Insgesamt schlossen wir 85 Studien zum Vergleich Quetiapin versus atypische Antipsychotika aus. Die Gründe für den Ausschluss dieser Studien waren wie folgt: fünfundsechzig Studien waren nicht verblindet, zwölf Studien waren nicht randomisiert, drei Studien wurden wegen ungeeigneter Intervention ausgeschlossen und weitere drei wegen nicht verwertbarer Daten. Eine Studie war eine gepoolte Analyse und eine Studie schlossen wir wegen einer anderen Zielsetzung aus.

Tabelle 1: Ausgeschlossene Studien

Quelle	Studie	Bemerkung
[2]	An 2003	Zuordnung: randomisiert, nicht verblindet
[5]	Antonova 2005	Zuordnung: randomisiert, einfach verblindet (rater-blinded)
		Studienteilnehmer: Patienten mit Schizophrenie.
		Interventionen: Olanzapin, Risperidon und Quetiapin versus
		konventionelle Antipsychotika.
		Outcomes: keine nutzbaren Daten.
[6]	Ascher-Svanum 2006	Zuordnung: nicht randomisiert.
[8]	Baloescu 2006	Zuordnung: nicht randomisiert.
[11]	Beuzen 2005	Zuordnung: randomisiert, nicht verblindet.
[15]	Byerly 1999	Studienteilnehmer: Patienten mit Schizophrenie.
		Interventionen: Clozapin versus Quetiapin.
		Outcomes: keine nutzbaren Daten.
[14]	Byerly 2006	Zuordnung: randomisiert, doppelt verblindet.
		Studienteilnehmer: Patienten mit Schizophrenie.
		Interventionen: Quetiapin versus Risperidon.
		Outcomes: keine nutzbaren Daten.
[16]	Canas 2006	Zuordnung: nicht randomisiert.
[17]	Cao 2005	Zuordnung: randomisiert, nicht verblindet.
[18]	Cao 2005a	Zuordnung: nicht verblindet.
[19]	Chaudhry 2006	Zuordnung: randomisiert, nicht verblindet.
[25]	Dai 2004	Zuordnung: nicht verblindet.
[24]	Dai 2005	Zuordnung: nicht verblindet.
[28]	Ding 2004	Zuordnung: nicht verblindet.

[29]	Dossenbach 2005	Zuordnung: nicht randomisiert.
[30]	Du 2003	Zuordnung: nicht verblindet.
[33]	Emsley 2005	Zuordnung: randomisiert, einfach verblindet (investigator-blinded). Studienteilnehmer: Patienten mit Schizophrenie. Interventionen: ungeeignete Intervention.
[34]	Fan J 2006	Zuordnung: nicht verblindet.
[35]	Fleischhacker 2005	Zuordnung: randomisiert, nicht verblindet.
[36]	Fu 2005	Zuordnung: nicht verblindet.
[39]	Gao 2003	Zuordnung: randomisiert, nicht verblindet
[40]	Garcia 2006	Zuordnung: nicht randomisiert.
[43]	Harrigan 2004	Zuordnung: randomisiert, nicht verblindet.
[44]	He 2003	Zuordnung: nicht verblindet.
[46]	Huang 2003	Zuordnung: nicht verblindet.
[47]	Huber 2004	Andere Zielsetzung.
[48]	Karow 2002	Zuordnung: gemischte Analyse.
[50]	Keks 2006	Zuordnung: nicht verblindet.
[51]	Kelemen 2006	Zuordnung: nicht randomisiert.
[52]	Kim 2004	Zuordnung: nicht randomisiert.
[55]	Knegtering 2004	Zuordnung: randomisiert, nicht verblindet.
[63]	Li 2001	Zuordnung: nicht verblindet.
[64]	Li 2003a	Zuordnung: nicht randomisiert.
[62]	Li 2005 1	Zuordnung: nicht verblindet.
[60]	Li 2003b	Zuordnung: nicht verblindet.
[61]	Li 2002	Zuordnung: nicht verblindet.
[68]	Liu 2005	Zuordnung: nicht verblindet.
[69]	Liu 2004a	Zuordnung: nicht verblindet.
[71]	Lu 2005	Zuordnung: nicht verblindet.
[72]	Luo 2005	Zuordnung: nicht verblindet.
[75]	Mintzer 2004	Zuordnung: randomisiert, nicht verblindet.
[77]	Mullen 2001	Zuordnung: randomisiert, nicht verblindet.
[78]	Musil 2006	Zuordnung: nicht randomisiert.
[81]	Pan 2004	Zuordnung: nicht verblindet.
[83]	Pan 2004a	Zuordnung: nicht verblindet.
[82]	Pan 2004b	Zuordnung: nicht verblindet.
[84]	Pang 2002	Zuordnung: nicht verblindet.
[85]	Peng 2004	Zuordnung: randomisiert, Verblindung nicht beschrieben. Studienteilnehmer: Patienten mit Schizophrenie. Interventionen: ungeeignete Intervention.
[87]	Qi 2004	Zuordnung: nicht verblindet.
[88]	Qian 2004	Zuordnung: nicht verblindet.

[90]	Reznik 2004	Zuordnung: randomisiert, nicht verblindet.
[93]	Ryu 2006	Zuordnung: nicht randomisiert.
[96]	Sajatovic 2002	Zuordnung: randomisiert, nicht verblindet.
[103]	Swanson 2006	Zuordnung: randomisiert, nicht verblindet.
[104]	Tang 2003	Zuordnung: nicht verblindet.
[105]	Tang Z-K, Xu C-2	Zuordnung: nicht verblindet.
[110]	Wang 2000	Zuordnung: nicht verblindet.
[107]	Wang 2004	Zuordnung: nicht verblindet.
[108]	Wang 2004a	Zuordnung: nicht randomisiert.
[109]	Wang 2005	Zuordnung: nicht verblindet.
[112]	Wang 2005a	Zuordnung: nicht verblindet.
[113]	Wang 2005b	Zuordnung: nicht verblindet.
[111]	Wang 2005c	Zuordnung: nicht verblindet.
[114]	Wang 2005d	Zuordnung: nicht verblindet.
[115]	Weickert 2003	Zuordnung: randomisiert. Studienteilnehmer: Patienten mit Schizophrenie. Interventionen: ungeeignete Intervention.
[116]	Xiang 2005	Zuordnung: nicht verblindet.
[117]	Xu 2002	Zuordnung: nicht verblindet.
[119]	Xu 2003	Zuordnung: nicht verblindet.
[118]	Xu 2005	Zuordnung: nicht verblindet.
[120]	Yamashita 2005	Zuordnung: nicht randomisiert.
[122]	Yang 2004	Zuordnung: nicht verblindet.
[121]	Yang 2005	Zuordnung: nicht verblindet.
[123]	Yu 2003	Zuordnung: nicht verblindet.
[124]	Yuan 2005	Zuordnung: nicht verblindet.
[126]	Zhang 2003	Zuordnung: nicht verblindet.
[125]	Zhang 2005	Zuordnung: nicht verblindet.
[127]	Zhang 2005a	Zuordnung: nicht verblindet.
[128]	Zhang 2005b	Zuordnung: nicht verblindet.
[129]	Zhang 2005c	Zuordnung: nicht verblindet.
[130]	Zhao 2004	Zuordnung: nicht verblindet.
[131]	Zhao 2005	Zuordnung: nicht verblindet.
[132]	Zhao 2005a	Zuordnung: nicht verblindet.
[134]	Zhong 2006a	Zuordnung: randomisiert, nicht verblindet.
[135]	Zhou 2003	Zuordnung: nicht verblindet.
[136]	Zhou 2003a	Zuordnung: nicht verblindet.

5 Eingeschlossene Studien

Tabelle 2: Eingeschlossene Studien

Studie	Methodik	Teilnehmer	Interventionen
Atmaca 2003 [7]	Zuordnung: randomisiert. Verblindung: einfach, (rater-blinded). Dauer: 6 Wochen. Parallelgruppendesign. Monozentrische Studie. Setting: n.b.	Diagnose: (DSM-IV) Schizophrenie. N=56. Geschlecht: 24 M, 29 F. Alter: 19-46 Jahre Durchschnittliches Alter: Clozapin=31,3 Jahre, Olanzapin=29,6 Jahre, Quetiapin=30,1 Jahre, Risperidon=27,9 Jahre, Kontrollgruppe=32,1 Jahre. Krankengeschichte: Clozapin=6,6 Jahre, Olanzapin=6,3 Jahre, Quetiapin=5,9 Jahre, Risperidon=5,6, Alter bei Krankheitsausbruch: n.b.	1. Clozapin: Flexible Dosis. Erlaubte Dosis: n.b. Mittlere Dosis: 207,1 mg/Tag. N=14. 2. Olanzapin: Flexible Dosis. Erlaubte Dosis: n.b. Mittlere Dosis: 15,7 mg/Tag. N=14. 3. Quetiapin: Flexible Dosis. Erlaubte Dosis: n.b. Mittlere Dosis: 535,7 mg/Tag. N=14. 4. Risperidon: Flexible Dosis. Erlaubte Dosis: n.b. Mittlere Dosis: 6,7 mg/Tag. N=14.
Conley 2005 [22]	Zuordnung: randomisiert. Verblindung: doppelt. Dauer: 12 Wochen. Parallelgruppendesign. Studiendurchführung: n.b. Setting: stationär.	Diagnose: (DSM-IV) Schizophrenie. Behandlungsresistenz, persistierende positive psychotische Symptome, BPRS Gesamtscore von 35	1. Fluphenazin: Flexible Dosis. Erlaubte Dosis: 10-15 mg/Tag. Mittlere Dosis: 13,2 mg/Tag. N=13. 2. Quetiapin:

21

Studie	Design	Diagnose / Patienten	Medikation
		oder mehr plus CGI score von 4 oder mehr. N=38. Geschlecht: 30 M, 8 F. Alter: 18-65 Jahre Durchschnittliches Alter: Fluphenazin=44,2 Jahre, Quetiapin=43,7 Jahre, Risperidon=46,3 Jahre. Krankheitsdauer: n.b., Alter bei Krankheitsausbruch: n.b.	Flexible Dosis. Erlaubte Dosis: 300-500mg/Tag. Mittlere Dosis: 463,6 mg/Tag. N=12. 3. Risperidon: Flexible Dosis. Erlaubte Dosis: 3-5 mg/Tag. Mittlere Dosis: 4,31 mg/Tag. N=13.
Kinon 2006 [54]	Zuordnung: randomisiert, (computer-generated). Verblindung: doppelt, identische Kapseln. Dauer: 26 Wochen. Parallelgruppendesign. Multizentrische Studie. Setting: ambulante Patienten.	Diagnose: (DSM-IV) Schizophrenie (n=230), schizoaffektiv (n=116), prominente negative Symptome. N=346. Geschlecht: 228 M, 118 F. Durchschnittliches Alter: Olanzapin=41,67 Jahre, Quetiapin=40,45 Jahre. Krankheitsdauer: Olanzapin=17,57 Jahre, Quetiapin=17,78 Jahre, Alter bei Krankheitsausbruch: Olanzapin=24,16 Jahre, Quetiapin=22,59 Jahre.	1. Olanzapin Flexible Dosis. Erlaubte Dosis: 10-20mg/Tag. Mittlere Dosis: 15,6 mg/Tag. N=171. 2. Quetiapin Flexible Dosis. Erlaubte Dosis: 300-700mg pro Tag. Mittlere Dosis: 455,8 mg/Tag. N=175.
Li 2005 [65]	Zuordnung: randomisiert. Verblindung: doppelt. Dauer: 12 Wochen. Parallelgruppendesign. Monozentrische Studie. Setting: stationär.	Diagnose: (CCMD-3) Schizophrenie. N=67. Geschlecht: M n.b., F n.b. Durchschnittliches Alter: 26,18 Jahre. Krankheitsdauer: Clozapin=0,49 Jahre,	1. Clozapin: Flexible Dosis. Erlaubte Dosis: 100-550 mg/Tag. Mittlere Dosis: 255,96 mg/Tag. N=34. 2. Quetiapin: Flexible Dosis. Erlaubte Dosis: 150-650 mg/Tag. Mittlere Dosis: 362,09 mg/Tag.

Studie	Studiendesign	Diagnose/Patienten	Medikation
		Quetiapin=0,5 Jahre, Alter bei Krankheitsausbruch: n.b.	N=33.
Li 2002 [66]	Zuordnung: randomisiert. Verblindung: doppelt. Dauer: 8 Wochen. Parallelgruppendesign. Monozentrische Studie. Setting: ambulant und stationär.	Diagnose: (CCMD-3) Schizophrenie. N=63. Geschlecht: M n.b., F n.b. Durchschnittliches Alter: Clozapin=30 Jahre, Quetiapin=28 Jahre Krankheitsdauer: Clozapin=0,63 Jahre, Quetiapin=0,65 Jahre, Alter bei Krankheitsausbruch n.b.	1. Clozapin: Flexible Dosis. Erlaubte Dosis: 25-750 mg/Tag. Mittlere Dosis: 270,5 mg/Tag. N=31. 2. Quetiapin: Flexible Dosis. Erlaubte Dosis: 25-750 mg/Tag. Mittlere Dosis: 478,5 mg/Tag. N=32.
Li 2003 [59]	Zuordnung: randomisiert, keine weiteren Angaben. Verblindung: einfach, (rater-blinded). Dauer: 8 Wochen. Parallelgruppendesign. Monozentrische Studie. Setting: stationär.	Diagnose: (CCMD-2) Schizophrenie. N=76. Geschlecht: n.b. M, n.b. F. Durchschnittliches Alter: Clozapin=36,2 Jahre, Quetiapin=34,7 Jahre. Krankheitsdauer: Clozapin=6,12 Jahre, Quetiapin=5,71 Jahre, Alter bei Krankheitsausbruch: n.b.	1. Clozapin: Feste/flexible Dosis: n.b. Erlaubte Dosis: Start mit 25 mg, angestrebte Dosis,in zwei Wochen: keine weiteren Angaben. Mittlere Dosis: 325 mg/Tag. N=38. 2. Quetiapin: Feste/flexible Dosis: n.b. Erlaubte Dosis: Start mit 25 mg, angestrebte Dosis,in zwei Wochen: keine weiteren Angaben. Mittlere Dosis: 375 mg/Tag. N=38.
Lieberman 2005 [67]	Zuordnung: randomisiert, keine weiteren Angaben. Verblindung:	Diagnose: (DSM-IV) Schizophrenie, mehr als eine vorangegangene schizophrene Episode,	1. Olanzapin: Flexible Dosis. Erlaubte Dosis: 7,5-30 mg/Tag. Mittlere Dosis: 20,1 mg/Tag.

	Methodik	Stichprobe	Intervention
	doppelt, identische Tabletten. Dauer: 78 Wochen. Parallelgruppendesign. Multizentrische Studie. Setting: ambulant und stationär.	Responder. N=1493. Geschlecht: 1080 M, 380 F. Alter: 18-65 Jahre Durchschnittliches Alter: 40,6 Jahre. Krankengeschichte: Krankheitsdauer n.b., Alter bei Krankheitsausbruch: n.b.	N=336. 2. Perphenazin: Flexible Dosis. Erlaubte Dosis: 8-32 mg/Tag. Mittlere Dosis: 20,8 mg/Tag. N=261. 3. Quetiapin: Flexible Dosis. Erlaubte Dosis: 200-800 mg/Tag. Mittlere Dosis: 543,4 mg/Tag. N=337. 4. Risperidon: Flexible Dosis. Erlaubte Dosis: 1,5-6,0 mg/Tag. Mittlere Dosis: 3,9 mg/Tag. N=341. 5. Ziprasidon: Flexible Dosis. Erlaubte Dosis: 40-160 mg/Tag. Mittlere Dosis: 112,8 mg/Tag. N=185.
Liu 2004 [70]	Zuordnung: randomisiert, keine weiteren Angaben. Verblindung: einfach, (rater-blinded). Dauer: 12 Wochen. Parallelgruppendesign. Monozentrische Studie. Setting: stationär.	Diagnose: (CCMD-3) Schizophrenie. N=72. Geschlecht: n.b. M, n.b. F. Durchschnittliches Alter: Clozapin=37,44 Jahre, Quetiapin=36,86 Jahre. Krankheitsdauer: Clozapin=9,36 Jahre, Quetiapin=8,64 Jahre, Alter bei Krankheitsausbruch: n.b.	1. Clozapin: Flexible Dosis. Erlaubte Dosis: Initialdosis: 50 mg/Tag, nach 10 Tagen: 400-600 mg/Tag. Mittlere Dosis: n.b. N=36. 2. Quetiapin: Flexible Dosis. Erlaubte Dosis: Initialdosis: 100 mg/Tag, nach 10 Tagen: 400-700 mg/Tag. Mittlere Dosis: n.b. N=36.
McEvoy	Zuordnung:	Diagnose: (DSM-IV)	1. Olanzapin:

2006 [74]	randomisiert, keine weiteren Angaben. Verblindung: doppelt, identische Tabletten. Dauer: 52 Wochen (nur 26 Wochen untersucht, wegen zu kleiner Gruppen). Parallelgruppendesign. Multizentrische Studie. Setting: ambulant und stationär.	Schizophrenie, Unwirksamkeit der Behandlung in vorangegangener Studie, Clozapingabe (n=49) war open-label. N=99 (untersucht N=50). Geschlecht: 80 M, 19 F. Alter: 18-65 Jahre (Durchschnittliches Alter: 39,7 Jahre). Krankheitsdauer n.b., Alter bei Krankheitsausbruch: n.b.	Flexible Dosis. Erlaubte Dosis: 7,5-30 mg/Tag. Mittlere Dosis: 23,4 mg/Tag. N=19. 2. Quetiapin: Flexible Dosis. Erlaubte Dosis: 200-800 mg/Tag. Mittlere Dosis: 642,9 mg/Tag. N=15. 3. Risperidon: Flexible Dosis. Erlaubte Dosis: 1,5-6 mg/Tag. Mittlere Dosis: 4,8 mg/Tag. N=16.
McEvoy 2007 [73]	Zuordnung: randomisiert, keine weiteren Angaben. Verblindung: doppelt, keine weiteren Angaben. Dauer: 52 Wochen. Parallelgruppendesign. Multizentrische Studie. Setting: ambulant und stationär.	Diagnose: (DSM-IV) Schizophrenie (n=231), schizophreniform (n=115) oder schizoaffektiv (n=54), erste Episode, psychotische Symptome für 1 Monat bis zu 5 Jahre, PANSS und CGI-S Score von 4 oder mehr. N=400. Geschlecht: 292 M, 108 F. Alter: 16-40 Jahre Durchschnittliches Alter: 24,5 Jahre. Krankheitsdauer: 1,08 Jahre, Alter bei Krankheitsausbruch: 23,5 Jahre.	1. Olanzapin: Flexible Dosis. Erlaubte Dosis: 2,5-20 mg/Tag. Mittlere Dosis: 11,7 mg/Tag. N=133. 2. Quetiapin: Flexible Dosis. Erlaubte Dosis: 100-800 mg/Tag. Mittlere Dosis: 506 mg/Tag. N=134. 3. Risperidon: Flexible Dosis. Erlaubte Dosis: 0,5-4 mg/Tag. Mittlere Dosis: 2,4 mg/Tag. N=133.
Mori 2004 [76]	Zuordnung: randomisiert, keine weiteren Angaben. Verblindung: doppelt,	Diagnose: (DSM-IV) Schizophrenie, desorganisiert (n=23), paranoid (n=10), undifferenziert (n=34).	1. Olanzapin: Flexible Dosis. Erlaubte Dosis: 2,5-20 mg/Tag. Mittlere Dosis: 16,5 mg/Tag. N=20.

keine weiteren Angaben. Dauer: 8 Wochen (die letzten 4 Wochen wurden untersucht). Parallelgruppendesign. Monozentrische Studie. Setting: stationär.	N=77. Geschlecht: 39 M, 38 F. Alter: 28-84 Jahre. Durchschnittliches Alter: 59,9 Jahre. Krankheitsdauer: 34,51 Jahre, Alter bei Krankheitsausbruch n.b.	2. Perospiron: Flexible Dosis. Erlaubte Dosis: 4-48 mg/Tag. Mittlere Dosis: 37,3 mg/Tag. N=18. 3. Quetiapin: Flexible Dosis. Erlaubte Dosis: 50-750 mg/Tag. Mittlere Dosis: 432,5 mg/Tag. N=20. 4. Risperidon: Flexible Dosis. Erlaubte Dosis: 1-12 mg/Tag. Mittlere Dosis: 7,37 mg/Tag. N=19.
Ozguven 2004 [80] — Zuordnung: randomisiert, keine weiteren Angaben. Verblindung: einfach, keine weiteren Angaben. Dauer: 6 Wochen. Parallelgruppendesign. Studiendurchführung: n.b. Setting: n.b.	Diagnose: (DSM-IV) Schizophrenie. N=30. Geschlecht: 0 M, 22 F. Durchschnittliches Alter: 35,3 Jahre. Krankheitsdauer n.b., Alter bei Krankheitsausbruch: n.b.	1. Olanzapin: Flexible Dosis. Erlaubte mittlere Dosis: 23,0 mg/Tag. N=15. 2. Quetiapin: Flexible Dosis. Erlaubte mittlere Dosis: 826,67 mg/Tag. N=15.
Potkin 2006 [86] — Zuordnung: randomisiert, keine weiteren Angaben. Verblindung: doppelt, identische Tabletten. Dauer: 6 Wochen (2 Wochen untersucht). Parallelgruppendesign. Multizentrische Studie. Setting: stationär.	Diagnose: (DSM-IV) Schizophrenie (n=341) desorganisiert, paranoid, undifferenziert oder schizoaffektiv (n=30) plus (n=11), CGI-S von 5 oder mehr, vorangegangene Exazerbation. N=382. Geschlecht: 251 M, 131 F.	1. Quetiapin: Flexible Dosis. Erlaubte Dosis: 50-800 mg/Tag. Mittlere Dosis: 523,8 mg/Tag (nach 2 Wochen). (579,5 mg/Tag, nach 6 Wochen). N=156. 2. Risperidon: Flexible Dosis. Erlaubte Dosis: 1-6 mg/Tag. Mittlere Dosis: 4,32 mg/Tag

Studie	Zuordnung / Methodik	Diagnose / Patienten	Dosierung
		Alter: 18-65 Jahre Durchschnittliches Alter: 34,8 Jahre. Krankheitsdauer n.b., Alter bei Krankheitsausbruch: n.b.	(nach 2 Wochen). (4,7 mg/Tag, nach 6 Wochen). N=153.
Riedel 2005 [92]	Zuordnung: randomisiert, keine weiteren Angaben. Verblindung: doppelt, identische Tabletten. Dauer: 12 Wochen. Parallelgruppendesign. Studiendurchführung: n.b. Setting: ambulant und stationär.	Diagnose: (DSM-IV oder ICD-10) Schizophrenie, überwiegend negative Symptome, CGI von 4 oder mehr, PANSS Negativteilscore von 21 oder mehr. N=44. Geschlecht: 27 M, 17 F. Durchschnittliches Alter: Quetiapin=30,6 Jahre, Risperidon=39,3 Jahre. Krankheitsdauer: Quetiapin=5,4 Jahre, Risperidon=2,5 Jahre. Alter bei Krankheitsausbruch: Quetiapin=25,3 Jahre, Risperidon=36,9 Jahre.	1. Quetiapin: Flexible Dosis. Erlaubte Dosis: 50-800 mg/Tag. Mittlere Dosis: 589,7 mg/Tag. N=22. 2. Risperidon: Flexible Dosis. Erlaubte Dosis: 2-8 mg/Tag. Mittlere Dosis: 4,9 mg/Tag. N=22.
Riedel 2007 [91]	Zuordnung: randomisiert, keine weiteren Angaben. Verblindung: doppelt, keine weiteren Angaben. Dauer: 8 Wochen. Parallelgruppendesign. Monozentrische Studie. Setting: stationär.	Diagnose: (DSM-IV) Schizophrenie, akute Episode, CGI von mehr als 4, PANSS Gesamtscore von mehr als 60. N=52. Geschlecht: 21 M, 12 F Alter: 18-65 Jahre.	1. Olanzapin: Flexible Dosis. Erlaubte Dosis: 10-20 mg/Tag. Mittlere Dosis: 15,82 mg/Tag. N=26. 2. Quetiapin: Flexible Dosis. Erlaubte Dosis: 400-800 mg/Tag. Mittlere Dosis: 586,86 mg/Tag. N=26.

		Durchschnittliches Alter: Olanzapin=34,47 Jahre, Quetiapin=36,69 Jahre. Krankheitsdauer: Olanzapin=4,71 Jahre, Quetiapin=8,44 Jahre, Alter bei Krankheitsausbruch: Olanzapin=29,76 Jahre, Quetiapin=28,25 Jahre.	
Sacchetti 2004 [94]	Zuordnung; randomisiert, keine weiteren Angaben. Verblindung: einfach, (rater-blinded). Dauer: 16 Wochen (8 Wochen untersucht). Parallelgruppendesign. Multizentrische Studie. Setting: stationär	Diagnose: (DSM-IV) Schizophrenie, PANSS Gesamtscore von 70 oder mehr, PANSS Positivsubscore von 4 oder mehr als 2 items. N=75. Geschlecht: n.b. M, n.b. F. Alter: 18-65 Jahre. Krankheitsdauer n.b., Alter bei Krankheitsausbruch: n.b.	1. Olanzapin: Flexible Dosis. Erlaubte Dosis: 10-20 mg/Tag. Mittlere Dosis: 14,6 mg/Tag. N=25. 2. Quetiapin: Flexible Dosis. Erlaubte Dosis: 400-800 mg/Tag. Mittlere Dosis: 602,4 mg/Tag. N=25. 3. Risperidon: Flexible Dosis. Erlaubte Dosis: 4-8 mg/Tag. Mittlere Dosis: 4,3 mg/Tag. N=25.
Sirota 2006 [99]	Zuordnung; randomisiert, keine weiteren Angaben. Verblindung: einfach, (rater-blinded). Dauer: 12 Wochen. Parallelgruppendesign. Monozentrische Studie. Setting: stationär.	Diagnose: (DSM-IV) Schizophrenie, PANSS Negativsubscore von mehr als 15, SANS Gesamtscore mehr als 60. N=40. Geschlecht: 32 M, 8 F. Alter: 21-64 Jahre Durchschnittliches Alter: Olanzapin=36,2 Jahre,	1. Olanzapin: Flexible Dosis. Erlaubte Dosis: 5-20 mg/Tag. Mittlere Dosis: 16,0 mg/Tag. 2. Quetiapin: Flexible Dosis. Erlaubte Dosis: 200-800 mg/Tag. Mittlere Dosis: 637,2 mg/Tag. N=19.

	Zuordnung	Diagnose / Stichprobe	Medikation
		Quetiapin=38,3 Jahre). Krankheitsdauer: Olanzapin=13,3 Jahre, Quetiapin=15,9 Jahre, Alter bei Krankheitsausbruch n.b.	
Stroup 2006 [100]	Zuordnung; randomisiert, zweizeitige Randomisierung vor und nach der Gabe von Ziprasidon. Die Patienten erhielten eine andere Medikation als in der ersten Phase der Behandlung. Re-Randomisierung, Verblindung: doppelt, identische Tabletten. Dauer: 26 Wochen. Parallelgruppendesign. Studiendurchführung: n.b. Seting: ambulant und stationär.	Diagnose: (DSM-IV) chronische Schizophrenie. N=444. Geschlecht: 308 M, 136 F. Alter: 18-65 Jahre Durchschnittliches Alter: Olanzapin=40,0 Jahre, Quetiapin=40,1 Jahre, Risperidon=41,8 Jahre, Ziprasidon=41,3 Jahre. Krankheitsdauer n.b., Alter bei Krankheitsausbruch: n.b.	1. Olanzapin: Flexible Dosis. Erlaubte Dosis: 7,5-30 mg/Tag. Mittlere Dosis: 20,5 mg/Tag. N=108. 2. Quetiapin: Flexible Dosis. Erlaubte Dosis: 200-800 mg/Tag. Mittlere Dosis: 565,2 mg/Tag. N=95. 3. Risperidon: Flexible Dosis. Erlaubte Dosis: 1,5-6,0 mg/Tag. Mittlere Dosis: 4,1 mg/Tag. N=104. 4. Ziprasidon: Flexible Dosis. Erlaubte Dosis: 40-160 mg/Tag. Mittlere Dosis: 115,9 mg/Tag. N=137.
Svestka 2003 [102]	Zuordnung; randomisiert, keine weiteren Angaben. Verblindung: doppelt, keine weiteren Angaben. Dauer: 6 Wochen. Parallelgruppendesign. Studiendurchführung: n.b. Seting: stationär.	Diagnose: (ICD-10) akute Schizophrenie (n=32), schizoaffektiv (n=10). N=42. Geschlecht: 0 M, 42 F. Durchschnittliches Alter: 35,78 Jahre. Krankheitsdauer durchschnittliches Alter:	1. Olanzapin: Flexible Dosis. Erlaubte Dosis: 10-20 mg/Tag. Mittlere Dosis: 19,5 mg/Tag. N=20. 2. Quetiapin: Flexible Dosis. Erlaubte Dosis: 50-700 mg/Tag. Mittlere Dosis: 677,3 mg/Tag. N=22.

	Zuordnung	Diagnose / Patienten	Intervention
		7,05 Jahre, Alter bei Krankheitsausbruch n.b.	
Voruganti 2007 [106]	Zuordnung; randomisiert, keine weiteren Angaben. Verblindung: einfach, (rater-blinded). Dauer: 52 Wochen. Parallelgruppendesign. Studiendurchführung: n.b. Setting: n.b.	Diagnose: Schizophrenie. N=86. Geschlecht: n.b. M, n.b. F. Alter: n.b. Krankheitsdauer n.b., Alter bei Krankheitsausbruch n.b.	1. Olanzapin: Feste/flexible Dosis: n.b. Erlaubte Dosis: n.b. Mittlere Dosis: 17,2 mg/Tag. N=42. 2. Quetiapin: Feste/flexible Dosis: n.b. Erlaubte Dosis: n.b. Mittlere Dosis: 612,8 mg/Tag. N=43.
Zhong 2006 [133]	Zuordnung; randomisiert, keine weiteren Angaben. Verblindung: doppelt, keine weiteren Angaben. Dauer: 8 Wochen. Parallelgruppendesign. Multizentrische Studie. Setting: ambulant und stationär, zuerst stationär.	Diagnose: (DSM-IV) Schizophrenie, PANSS von 60 oder mehr, CGI-S von 4 oder mehr. N=673. Geschlecht: 510 M, 163 F. Alter: 18-65 Jahre (Durchschnittliches Alter Quetiapin: 40,2 Jahre, Risperidon: 39,6 Jahre). Krankheitsdauer n.b., Alter bei Krankheitsausbruch n.b.	1. Quetiapin: Flexible Dosis. Erlaubte Dosis: 200-800 mg/Tag. Mittlere Dosis: 525 mg/Tag. N=338. 2. Risperidon: Flexible Dosis. Erlaubte Dosis: 2-8 mg/Tag. Mittlere Dosis: 5,2 mg/Tag. N=335.

6 Ergebnisse

6.1 Studienbeschreibung

Mit der auf Seite 15 beschriebenen Suchstrategie wurden 3620 Literaturstellen identifiziert. Speziell im Vergleich Quetiapin versus atypische Antipsychotika fanden wir einundzwanzig Studien, die unsere Einschlusskriterien erfüllten. Die Einschlusskriterien waren eine Randomisierung und mindestens eine einfache Verblindung. Insgesamt wurden in diesen einundzwanzig Studien 4101 Patienten randomisiert, die an Schizophrenie oder Schizophrenie verwandten Störungen litten. Sechs der eingeschlossenen Studien wurden von Pharmafirmen unterstützt, die Quetiapin produzieren. Acht Studien hatten einen neutralen Sponsor und drei wurden von Unternehmen unterstützt, die die Vergleichssubstanzen herstellen. Bei den restlichen Studien war der Sponsor unklar.

Vierzehn Studien waren Kurzzeitstudien mit einer Dauer von zwei bis zwölf Wochen: Atmaca 2003 [7], Li 2003 [59], Li 2005 [65], Li 2002 [66], Liu 2004 [70], Riedel 2007 [91], Sirota 2006 [99], Svestka 2003 [102], Ozguven 2004 [80], Mori 2004 [76], Conley 2005 [22], Potkin 2006 [86], Riedel 2005 [92], Zhong 2006 [133].

Drei Studien waren Mittelzeitstudien mit einer Dauer bis zu sechsundzwanzig Wochen: Kinon 2006 [54], Sacchetti 2004 [94], Stroup 2006 [100].

Vier Studien erfüllten mit mehr als sechsundzwanzig Wochen die Kriterien einer Langzeitstudie: Lieberman 2005 [67], McEvoy 2006 [74], McEvoy 2007 [73], Voruganti 2007 [106].

Siebzehn Studien verwendeten zur operationalisierten Diagnosestellung das Diagnostische und Statistische Manual (DSM), eine Studie (Riedel 2005) [92] verwendete zusätzlich die Internationale Klassifikation psychischer Störungen Version 10 (ICD-10). Die chinesischen Studien (Li 2002 [66], Li 2005 [65], Liu 2004 [70]) diagnostizierten ihre Teilnehmer anhand der Chinesischen Klassifikation Version 3 der psychischen Krankheiten (CCMD-3). Eine chinesische Studie (Li 2003) [59] verwendete die CCMD-2. Zwei der eingeschlossenen Studien berichteten nur von akut erkrankten Patienten: Riedel 2007 [91] und Svestka 2003 [102]. Eine Studie beschrieb nur die erste Episode der Schizophrenie: McEvoy 2007 [73]. Zwei Studien untersuchten Patienten, die an chronischer Schizophrenie litten oder mehr als eine Episode hatten: Lieberman 2005 [67] und Stroup 2006 [100]. Nur eine Studie beschrieb Patienten, die an persistierender Positivsymptomatik litten und Therapie resistent waren: Conley 2005 [22]. Zwei Studien schlossen nur Frauen ein: Svestka 2003 [102] und Ozguven 2004 [80]. McEvoy 2006 [74] schloss nur Patienten ein, die sich in früheren Studien unter anderer Therapie nicht verbesserten und somit eine andere antipsychotische Intervention erhielten. Sieben Studien berichteten von ambulanten und hospitalisierten Patienten. Neun Studien schlossen nur hospitalisierte Patienten ein und eine Studie berichtete ausschließlich von ambulanten Patienten. Vier Studien machten keine weiteren Angaben. Lieberman 2005 war mit 1453 Patienten die größte Studie, während Ozguven 2004 mit 22 weiblichen Patienten die kleinste Studie war. Fünf Studien schlossen weniger als fünfzig Patienten ein, zehn hatten zwischen fünfzig und hundert Teilnehmer, drei Studien kamen auf hundert bis vierhundert Patienten und drei randomisierten mehr als vierhundert Leute.

6.2 Vergleich von Quetiapin mit Clozapin

Fünf Studien erfüllten die Einschlusskriterien für den Vergleich Quetiapin mit Clozapin.

6.2.1 Vorzeitiger Studienabbruch

(Abbildung 1) Der vorzeitige Studienabbruch aus irgendeinem Grund zeigte keinen signifikanten Unterschied zwischen den Gruppen. 6% der Patienten in der Interventionsgruppe und 8% der Patienten in der Kontrollgruppe brachen die Studie früher ab (2 RCTs; n=95; RR 0,67 CI [0,18; 2,43]). Auch das frühzeitige Abbrechen der Studie wegen Nebenwirkungen zeigte keine statistische Signifikanz. Kein Patient der Interventionsgruppe, aber 8% der Patienten in der Kontrollgruppe verließen die Studie wegen Nebenwirkungen (1 RCT; n=72; RR 0,14 CI [0,01; 2,67]). Es gab keine Berichte über vorzeitigen Studienabbruch aufgrund von Unwirksamkeit der Behandlung (1 RCT; n=72; RR n.b.).

6.2.2 Ansprechen des Medikaments (gemäß Def.)

(Abbildung 2) Ergebnisse für das Ansprechen des Medikaments lieferten keinen signifikanten Unterschied (1 RCT; n=72; RR 0,94 CI [0,78; 1,13]).

6.2.3 Klinischer Allgemeinzustand (gemäß Def.)

(Abbildung 3) Die Auswertung der Daten bezüglich des klinischen Allgemeinzustandes ergaben keine signifikanten Unterschiede zwischen den Gruppen (1 RCT; n=76; RR 0,94 CI [0,74; 1,18]).

6.2.4 Allgemeines psychisches Befinden (gemäß Def.)

(Abbildung 4) Nur Li 2002 berichtete über allgemeines psychisches Befinden ohne statistische Signifikanz, definiert als Verminderung des PANSS-Gesamtscores um wenigstens 50% (1 RCT; n=63; RR 1,07 CI [0,53; 2,14]).

PANSS-Gesamtscore: (Abbildung 5) Die vier eingeschlossenen Kurzzeitstudien zeigten keinen signifikanten Unterschied hinsichtlich des PANSS-Gesamtscores (4 RCTs; n=232; WMD -0,5 CI [-2,85; 1,86]).

BPRS-Gesamtscore: (Abbildung 6) Werte des BPRS-Gesamtscores ließen keine signifikanten Gruppenunterschiede erkennen (1 RCT; n=67; WMD -0,89 CI [-3,20; 1,42]).

6.2.5 Positivsymptomatik

PANSS-Teilscore für Positivsymptomatik: (Abbildung 7) Zwei Kurzzeitstudien lieferten Daten für die Positivsymptomatik ohne statistische Signifikanz aufzuweisen (2 RCTs; n=142; WMD -0,7 CI [-2,07; 0,68]).

6.2.6 Negativsymptomatik

PANSS-Teilscore für Negativsymptomatik: (Abbildung 8) Die Auswertung für die Negativsymptomatik anhand des PANSS-Teilscores ergab signifikant bessere Ergebnisse für die Interventionsgruppe (2 RCTs; n=142; WMD -2,23 CI [-3,48; -0,99]).

SANS-Gesamtscore (gemäß Def.): (Abbildung 9) Zu diesem Punkt wurden dichotome Daten erfasst, hier definiert als eine Verminderung des SANS-Gesamtscores um weniger als 50%. Es war kein Gruppenunterschied zu erkennen (1 RCT; n=72; RR 0,94 CI [0,78; 1,13]).

SANS-Gesamtscore: (Abbildung 10) Daten für die Verminderung des SANS-Gesamtscores waren nicht signifikant (1 RCT; n=67; WMD -1,64 CI [-8,17; 4,89]).

6.2.7 Nebenwirkungen

Auftreten mindestens einer Nebenwirkung: (Abbildung 11) In der Interventionsgruppe war das Auftreten mindestens einer Nebenwirkung signifikant seltener (1 RCT; n=63; RR 0,42 CI [0,26; 0,66], NNH 2 CI [1; 3]).

Kardiale Nebenwirkungen: (Abbildung 12) Das Auftreten von EKG-Auffälligkeiten war in der Interventionsgruppe signifikant seltener (1 RCT; n=72; RR 0,13 CI [0,02; 0,95], NNH 5 CI [3; 20]).

Laborwerte und assoziierte Nebenwirkungen: (Abbildung 17) Eine Studie berichtete in zwei Fällen der Kontrollgruppe von einer signifikanten Abnahme an weißen Blutzellen (gemäß Def.). Dieses Ergebnis führte allerdings nicht zu einem signifikanten Gruppenunterschied (1 RCT; n=33; RR 0,19 CI [0,01; 3,88]).

Allgemeine extrapyramidalmotorische Nebenwirkungen: (Abbildung 13) Extrapyramidalmotorische Nebenwirkungen wurden näher beschrieben als Akathisie (2 RCTs; n=135; RR 0,4 CI [0,08; 1,99]), als Rigor (1 RCT; n=63; RR 1,94 CI [0,18; 20,3]) und als Tremor (2 RCTs; n=135; RR 0,99 CI [0,29; 3,34]). Die Berechnung des Gebrauchs an Antiparkinson Medikation konnte nicht ausgewertet werden (1 RCT; n=28; RR n.b.). Keines der genannten Krankheitsbilder zeigte statistische Signifikanz.

Verstärkte Müdigkeit: (Abbildung 14) Untersuchungen zu verstärkter Müdigkeit ergaben statistisch bessere Ergebnisse für die Interventionsgruppe (2 RCTs; n=135; RR 0,22 CI [0,11; 0,47], NNH 3 CI [2; 8]).

Gewichtszunahme: (Abbildungen 15 und 16) Die von den Patienten berichtete Gewichtszunahme zeigte keine Gruppenunterschiede (2 RCTs; n=135; RR 0,53 CI [0,25; 1,11]). Die berechnete Gewichtszunahme im Vergleich zum Anfangswert tendierte in der

Interventionsgruppe zu einem statistisch besseren Ergebnis(1 RCT; n=27; WMD -2,11 CI [-4,3; 0,08]).

6.3 Vergleich von Quetiapin mit Olanzapin

Dreizehn Studien erfüllten die Einschlusskriterien für den Vergleich Quetiapin mit Olanzapin.

6.3.1 Vorzeitiger Studienabbruch

(Abbildung 18) Der vorzeitige Studienabbruch aus irgendeinem Grund erfolgte signifikant seltener in der Kontrollgruppe. 70% der Patienten in der Interventionsgruppe und 57% der Patienten in der Kontrollgruppe brachen die Studie früher ab (10 RCTs; n=1651; RR 1,22 CI [1,13; 1,32], NNH 10 CI [6; 33]). Das frühzeitige Abbrechen der Studie wegen Nebenwirkungen zeigte keinen Gruppenunterschied. 11% der Patienten in der Interventionsgruppe und 12% der Patienten in der Kontrollgruppe verließen die Studie wegen Nebenwirkungen. Bei einer eingeschlossenen Studie konnte keine statistische Analyse durchgeführt werden, weil die Autoren kein Auftreten von Nebenwirkungen entdeckten (8 RCTs; n=1573; RR 0,9 CI [0,69 to 1,18], NNH n.b.). 25% der Patienten in der Interventionsgruppe und 14% der Kontrollgruppe verließen die Studie frühzeitig wegen Unwirksamkeit der Behandlung. Diese Datenerhebung zeigt eine signifikante Überlegenheit der Olanzapingruppe (8 RCTs; n=1563; RR 1,8 CI [1,42; 2,27], NNH 11 CI [6; 50]).

6.3.2 Ansprechen des Medikaments (gemäß Def.)

(Abbildung 19) Es wurde kein statistisch signifikanter Unterschied zwischen den Gruppen festgestellt (3 RCTs; n=339; RR 1,11 CI [0,86; 1,43]).

6.3.3 Klinischer Allgemeinzustand (gemäß Def.)

(Abbildung 20) Dichotome Daten bezüglich klinischem Allgemeinzustand ergaben keinen Gruppenunterschied (2 RCTs; n=309; RR 1,18 CI [0,89; 1,57]).

6.3.4 Allgemeines psychisches Befinden (gemäß Def.)

(Abbildung 21) Die Bewertung des allgemeinen psychischen Befindens definiert als Verminderung des PANSS-Gesamtscores um wenigstens 50% erlangte keine statistische Signifikanz (1 RCT; n=42; RR 0,91 CI [0,54; 1,53]).

PANSS-Gesamtscore: (Abbildung 22) Auswertungen des PANSS-Gesamtscores ergaben für die Kontrollgruppe signifikant bessere Ergebnisse (10 RCTs; n=1449; WMD 3,66 CI [1,93; 5,39]).

6.3.5 Positivsymptomatik

PANSS-Teilscore für Positivsymptomatik: (Abbildung 23) In der Kontrollgruppe erreichten die Daten zum PANSS-Teilscore für Positivsymptomatik ein signifikant besseres Ergebnis (7 RCTs; n=679; WMD 1,8 CI [1,02; 2,59]).

SAPS-Gesamtscores (gemäß Def.): (Abbildung 24) Daten zur Verminderung des SAPS-Gesamtscores, hier definiert als eine Verminderung um weniger als 20%, erreichten beinahe ein statistisch besseres Ergebnis in der Kontrollgruppe (1 RCT; n=30; RR 15,0 CI [0,93; 241,2], NNH 2 CI [1; 5]).

SAPS-Gesamtscore in Prozent: (Abbildung 25) Änderungen des SAPS-Gesamtscores lagen prozentual vor. Diese zeigten eine signifikante Überlegenheit der Kontrollgruppe (1 RCT; n=30; WMD 40,84 CI [23,97; 57,71]).

6.3.6 Negativsymptomatik

PANSS-Teilscore für Negativsymptomatik: (Abbildung 26) Die Bewertung der Negativsymptomatik mit Hilfe des PANSS-Teilscores ergab keine signifikanten Ergebnisse (7 RCTs; n=679; WMD 0,41 CI [-0,36; 1,18]).

SANS-Gesamtscore (gemäß Def.): (Abbildung 27) Daten zur Verminderung des SANS-Gesamtscores, hier definiert als eine Verminderung um weniger als 20%, erreichten keine statistische Signifikanz (1 RCT; n=30; RR 1,5 CI [0,53; 4,26]).

SANS-Gesamtscore: (Abbildung 28) Die in diese Analyse eingeschlossene Studie wies keine statistische Signifikanz auf (1 RCT; n=335; WMD 3,7 CI [-0,48; 7,88]).

SANS-Gesamtscore in Prozent: (Abbildung 29) Änderungen des SANS-Gesamtscores lagen prozentual vor. Die Auswertung ergab keine Gruppenunterschiede (1 RCT; n=30; WMD 2,46 CI [-31,9; 36,82]).

6.3.7 Psychosoziales Funktionsniveau

GAF-Gesamtscore: (Abbildung 30) Die statistische Bewertung des GAF-Gesamtscores fiel zu Gunsten der Kontrollgruppe aus (1 RCT; n=278; WMD 3,8 CI [0,77; 6,83]).

6.3.8 Lebensqualität

QLS-Gesamtscore: (Abbildung 31) Befragungen über die Lebensqualität lieferten in der Auswertung keine signifikanten Daten (1 RCT; n=286; WMD 1,8 CI [-2,42; 6,02]).

6.3.9 Rehospitalisierungsrate

(Abbildung 32) Die Wiederaufnahme in ein Krankenhaus erfolgte signifikant seltener in der Kontrollgruppe (2 RCTs; n=876; RR 1,79 CI [1,30; 2,47], NNH 11 CI [7; 25]).

6.3.10 Nebenwirkungen

Auftreten mindestens einer Nebenwirkung: (Abbildung 33) Das Auftreten mindestens einer Nebenwirkung ergab keine signifikanten Daten (6 RCTs; n=1269; RR 0,97 CI [0,88; 1,06]).

Kardiale Nebenwirkungen: (Abbildung 34) Bezüglich der gemessenen QTc- Verlängerungen erzielte die eingeschlossene Studie keine signifikanten Ergebnisse (1 RCT; n=673; RR 12,96 CI [0,73; 229,17]). (Abbildung 35) Die gemessenen EKG-Veränderungen waren in der Interventionsgruppe signifikant schlechter (3 RCTs; n=643; WMD 4,81 CI [0,34; 9,28]).

Laborwerte und assoziierte Nebenwirkungen: Die dichotomen Daten (Abbildung 36) über den Anstieg von Cholesterin im Serum ergaben keinen statistischen Unterschied (1 RCT; n=267; RR 0,99 CI [0,59; 1,68]).

Die Auswertung der kontinuierlichen Daten (Abbildung 37) über den Anstieg von Cholesterin im Serum ergab keinen Gruppenunterschied. Aufgrund der Heterogenität >50% wird die statistische Analyse einzeln aufgeführt. Lieberman 2005 (1 RCT; n=673; WMD -4,4 CI [-10,22; 1,42]), McEvoy (1 RCT; n=29; WMD -13,2 CI [-33,62; 7,22]), Stroup 2006 (1 RCT; n=203; WMD -13,1 CI [-22,96; -3,24]), McEvoy 2007 (1 RCT; n=81; WMD 9,5 CI [-2,64; 21,64]).

Die dichotomen Werte zum auffällig hohen Nüchternblutzucker (Abbildung 41) ergaben keine Gruppenunterschiede (1 RCT; n=267; RR 0,71 CI [0,33; 1,54]).

Die kontinuierliche Auswertung zwischen Anfangs- und Ausgangswert des Nüchternblutzuckers (Abbildung 42) ergab signifikant bessere Werte für die Quetiapingruppe (4 RCTs; n=986; WMD -9,32 CI [-17,82; -0.82]).

Es ließen sich verschiedene Prolaktin assoziierte Nebenwirkungen dichotom (Abbildung 43) auswerten. Gewertet wurde ein auffällig hoher Prolaktinspiegel im Serum (1 RCT; n=44; WMD 0,1 CI [0,01; 1,77]). Patientinnen mit Amenorrhö wurden von drei Autoren beschrieben, wovon eine Studie keine auswertbaren Daten lieferte (3 RCTs; n=252; RR 0,66 CI [0,36; 1,21]). Aufgetretene Fälle an Galaktorrhö fanden sich in vier Quellen, wobei eine Studie wegen nicht berechenbarer Daten auffiel (4 RCTs; n=1025; RR 0,66 CI [0,25; 1,73]). Ein Grund für nicht berechenbare Daten kann z.B. eine null im Nenner sein. In einer Studie wurde von Gynäkomastie berichtet (1 RCT; n=267; RR 0,33 CI [0,09; 1,2]). Die bisher genannten Prolaktin assoziierten Nebenwirkungen zeigten keine signifikanten Gruppenunterschiede. Lediglich das Auftreten von sexueller Dysfunktion war in der Interventionsgruppe signifikant seltener (4 RCTs; n=1177; RR 0,8 CI [0,64; 0,99], NNH 20 CI [10; 100]).

Ausgangs- und Endwerte des Prolaktinspiegels im Serum wurden auch kontinuierlich ausgewertet (Abbildung 44). Hier lag kein Gruppenunterschied vor (5 RCTs; n=1021; RR -5,11 CI [-11,23; 1,0]).

Todesfälle: (Abbildung 38) Erhobene Daten bezüglich des versuchten Suizids sowie des durchgeführten Suizids ließen keine statistische Signifikanz erkennen (4 RCTs; n=1410; RR 0,74 CI [0,13; 4,23]).

Allgemeine extrapyramidalmotorische Nebenwirkungen: (Abbildung 39)
Sechs Studien dokumentierten die Anzahl der Patienten, die an Akathisie litten, fanden aber keine Gruppenunterschiede. Daten einer Studie konnten nicht berechnet werden (6 RCTs; n=1277; RR 0,98 CI [0,68; 1,4]). Eine Studie beschrieb das Auftreten von Akinesie ohne Gruppenunterschied (1 RCT; n=267; RR 1,02 CI [0,67; 1,56]). Eine Studie berichtete von Dystonie als Nebenwirkung ohne signifikanten Gruppenunterschied (1 RCT; n=42; RR 4,57 CI [0,23; 89.72]). Erhebungen über extrapyramidalmotorische Symptome lieferten keine Signifikanzwerte (2 RCTs; n=245; RR 1,62 CI [0,72; 3,67]). Parkinsonismus als Begleiterscheinung wurde von einer Studie berichtet, ohne Signifikanz zu zeigen (1 RCT; n=40; RR 0,66 CI [0,18; 2.41]). Ebenso wurde von Tremor als Nebenwirkung berichtet ohne signifikanten Gruppenunterschied (1 RCT; n=44; RR 0,39 CI [0,12; 1.31]). Sechs Studien machten Angaben über den Gebrauch von Antiparkinson-Medikation, wobei festgestellt wurde, dass der Verbrauch in der Interventionsgruppe signifikant seltener war. Zwei der eingeschlossenen Studien lieferten nicht berechenbare Daten (6 RCTs; n=1090; RR 0,49 CI [0,3; 0,79, NNH 25 CI [14; 100]).

Kontinuierliche Vergleiche zwischen Ausgangswert und Endwert von extrapyramidalmotorischen Nebenwirkungen wurden anhand der Barnes Akathisieskala, dem ESRS-Gesamtscore und der Simpson-Angusskala erhoben (Abbildung 40), ohne signifikante Gruppenunterschiede festzustellen (3 RCTs; n=133; WMD -0,06 CI [-0,52; 0,4]).

Verstärkte Müdigkeit: (Abbildung 45) Befragungen zu verstärkt auftretender Müdigkeit ergaben keine Gruppenunterschiede. Eine der Studien lieferte nicht berechenbare Daten (7 RCTs; n=1615; RR 0,97 CI [0,78; 1,2]).

Krampfanfälle: (Abbildung 46) Registrierte Fälle von Patienten mit Krampfanfällen zeigten keine statistische Signifikanz (1 RCT; n=40; RR 3,3 CI [0,14; 76,46]).

Gewichtszunahme: (Abbildung 47)
Es lagen Patientenzahlen für berichtete Gewichtszunahme und für signifikante Gewichtszunahme vor. Insgesamt nahmen signifikant mehr Patienten in der Olanzapingruppe zu (8 RCTs; n=1667; RR 0,68 CI [0,51; 0,92], NNH n.b.).

Auch die kontinuierliche Auswertung zur Gewichtszunahme (Abbildung 48) zeigte eine signifikante Überlegenheit der Interventionsgruppe. Aufgrund der Heterogenität >50% werden die Studienergebnisse einzeln aufgelistet. Atmaca 2003 (1 RCT; n=27; WMD -4,51 CI [-6,57; -2,45]), Lieberman 2005 (1 RCT; n=612; WMD -3,8 CI [-4,91; -2,69]),

Kinon 2006b (1 RCT; n=346; WMD -0,64 CI [-1,76; 0,48]), McEvoy 2006 (1 RCT; n=34; WMD -2,3 CI [-10,18; 5,58]), Sirota 2006 (1 RCT; n=40; WMD -3,2 CI [-5,51; -0,89]), McEvoy 2007 (1 RCT; n=81; WMD -5,18 CI [-8,15; -2,21]), Riedel 2007 (1 RCT; n=33; WMD -0,48 CI [-2,52; 1,56]).

6.4 Vergleich von Quetiapin mit Risperidon

Elf Studien erfüllten die Einschlusskriterien für den Vergleich Quetiapin mit Risperidon.

6.4.1 Vorzeitiger Studienabbruch

(Abbildung 49)
Ein hoher Prozentsatz an Patienten verließ die Studie früher aus irgendeinem Grund. In der Interventionsgruppe waren es 57% der Patienten und in der Kontrollgruppe 54%, wobei kein statistischer Gruppenunterschied zu erkennen war (10 RCTs; n=2278; RR 1,06 CI [0,98; 1,15]). Drop-out Raten wegen Nebenwirkungen erreichten keine Signifikanz. Hier waren es 11% der Patienten in der Interventionsgruppe und 9% der Kontrollgruppe, die die Studie früher verließen (7 RCTs; n=1851; RR 1,19 CI [0,78; 1,8]). Wegen Unwirksamkeit der Behandlung verließen 24% der Patienten in der Interventionsgruppe und 19% der Patienten in der Kontrollgruppe die Studie verfrüht. Dieser Betrachtungspunkt tendierte zur Signifikanz in der Kontrollgruppe (7 RCTs; n=1851; RR 1,26 CI [0,99; 1,61], NNH 20 CI [11; 100]).

6.4.2 Ansprechen des Medikaments (gemäß Def.)

(Abbildung 50) Auswertungen zum Ansprechen des Medikaments ergaben keine statistisch signifikanten Ergebnisse. Conley 2005 berichtete für alle Patienten das Ansprechen des Medikaments. Demzufolge war für diese Studie eine statistische Analyse nicht berechenbar. Aufgrund der Heterogenität >50% werden die Einzelergebnisse aufgelistet (1 RCT; n=25; RR n.b.). Potkin 2006 (1 RCT; n=177; RR 1,27 CI [1,05; 1,55]), Zhong 2006 (1 RCT; n=495; RR 1,0 CI [0,91; 1,09]) and McEvoy (1 RCT; n=103; RR 1,18 CI [0,87; 1,6]).

6.4.3 Klinischer Allgemeinzustand (gemäß Def.)

(Abbildung 51) Kurz- und Langzeitstudien lieferten Daten zum klinischen Allgemeinzustand und ließen eine Tendenz zur Überlegenheit der Kontrollgruppe erkennen. Aufgrund der Heterogenität >50% werden die Ergebnisse separat aufgeführt für die Langzeitstudie (1 RCT; n=267; RR 1,18 CI [0,87; 1,6], NNH n.b.) und die Kurzzeitstudien, wovon eine der Kurzzeitstudien keine auswertbaren Daten lieferte (3 RCTs; n=1007; RR 1,16 CI [0,94; 1,44], NNH n.b.).

6.4.4 Allgemeines psychisches Befinden (gemäß Def.)

(Abbildung 52) Die Bewertung des allgemeinen psychischen Befindens definiert als Verminderung des PANSS-Gesamtscores um weniger als 30% erreichte keine statistische Signifikanz. Wegen Heterogenität >50% werden die Ergebnisse für Potkin 2006 (1 RCT; n=177; RR 1,27 CI [1,05; 1,55]) und Zhong 2006 (1 RCT; n=495; RR 1,0 [CI 0,91; 1,09]) einzeln aufgezeigt.

PANSS-Gesamtscore: (Abbildung 53) Daten für den PANSS-Gesamtscore lieferten Kurz-, Mittel- und Langzeitstudien. Deren Berechnung ergab eine signifikante Überlegenheit der Kontrollgruppe (9 RCTs; n=1953; WMD 3,09 CI [1,01; 5,16]).

6.4.5 Allgemeines psychisches Befinden (gemäß Def.)

(Abbildung 54) Allgemeines psychisches Befinden definiert als Verminderung des BPRS-Gesamtscores um weniger als 20% ließ keinen Gruppenunterschied erkennen (1 RCT; n=25; RR 0,98 CI [0,63; 1,52]).

BPRS-Gesamtscore: (Abbildung 55) Erhebungen zu Veränderungen im BPRS-Gesamtscore ließen keine signifikanten Unterschiede erkennen (1 RCT; n=25; WMD 1,68 CI [-8,33; 11,69]).

6.4.6 Positivsymptomatik

PANSS-Teilscore (gemäß Def.): (Abbildung 56) Positivsymptomatik definiert als Verminderung des PANSS positiv-Teilscores um weniger als 40% lieferte keine signifikanten Gruppenunterschiede (1 RCT; n=673; RR 1,00 CI [0,9; 1,12]).

PANSS-Teilscore für Positiv-Symptomatik: (Abbildung 57) Diese Analyse schloss Kurz-, Mittel- und Langzeitstudien ein, die ein signifikant besseres Ergebnis für die Risperidongruppe lieferte (7 RCTs; n=1264; WMD 1,82 CI [1,16; 2,48]).

BPRS-Teilscore für Positivsymptomatik: (Abbildung 58) Die Auswertung des BPRS-Teilscores fiel signifikant besser für die Risperidongruppe aus (1 RCT; n=25; WMD 1,1 CI [0,18; 2,02]).

6.4.7 Negativsymptomatik

PANSS-Teilscore (gemäß Def.): (Abbildung 59) Negativsymptomatik definiert als Verminderung des PANSS negativ-Teilscores um weniger als 40% lieferte keine statistische Signifikanz (1 RCT; n=673; RR 0,98 CI [0,93; 1,04]).

PANSS-Teilscore für Negativsymptomatik: (Abbildung 60) Die hier eingeschlossenen Studien zeigten keinen signifikanten Gruppenunterschied. Aufgrund der Heterogenität >50% werden die Ergebnisse einzeln aufgezeigt für die Kurzzeitstudien (4 RCTs; n=956; WMD -1,46 CI [-4,11; 1,19]), für die Mittelzeitstudien (2 RCTs; n=146; WMD 1,3 CI [-0,75; 3,35]) und die Langzeitstudie (1 RCT; n=81; WMD 0,8 CI [-0,64; 2,24]).

BPRS-Teilscore für Negativsymptomatik: (Abbildung 61)
Veränderungen im BPRS-Teilscore für Negativsymptomatik waren in der Kontrollgruppe signifikant besser (1 RCT; n=25; WMD 0,57 CI [0,17; 0,97]).

6.4.8 Lebensqualität

QLS-Gesamtscore: (Abbildung 62) Die in diese Analyse eingeschlossene Studie zeigte keine Gruppenunterschiede (1 RCT; n=25; WMD -0,5 CI [-13,87; 12,87]).

6.4.9 Rehospitalisierungsrate

(Abbildung 63) Die Wiedereinweisung in ein Krankenhaus war in der Quetiapingruppe signifikant häufiger (2 RCTs; n=877; RR 1,34 CI [1,0; 1,79], NNH n.b.).

6.4.10 Nebenwirkungen

Auftreten mindestens einer Nebenwirkung: (Abbildung 64) Die Zahl der Patienten mit mindestens einer Nebenwirkung erreichte in keiner der Gruppen statistische Signifikanz (8 RCTs; n=2226; RR 1,04 CI [0,93; 1,17]).

Kardiale Nebenwirkungen: Die dichotom erhobene Zahl der Patienten mit Verlängerungen des QTc-Intervalls (Abbildung 65) zeigte keine signifikanten Gruppenunterschiede (2 RCTs; n=1351; RR 0,87 CI [0,29; 2,55]).
Kontinuierliche Berechnungen für die Veränderungen des QTc-Intervalls (Abbildung 66) ließen keine signifikanten Gruppenunterschiede erkennen. Allerdings erfordert die Heterogenität >50% eine Einzeldarstellung der Ergebnisse. Lieberman 2005 (1 RCT; n=432; WMD 5,7 CI [0,57; 10,83]), Stroup 2006 (1 RCT; n=166; WMD 6,3 CI [-3,41; 16,01]) und Zhong 2006 (1 RCT; n=342; WMD -3,6 CI [-7,55; 0,35]).

Laborwerte und assoziierte Nebenwirkungen: Dichotome Daten über den Anstieg von Cholesterin im Serum (Abbildung 67) ergaben keine statistische Signifikanz. Eine Studie beschrieb kein Auftreten dieser Nebenwirkung, weshalb eine statistische Analyse nicht berechenbar war (2 RCTs; n=940; RR 1,27 CI [0,72; 2,24]).
Kontinuierliche Auswertungen für den Anstieg von Cholesterol im Serum (Abbildung 68) ergaben einen statistisch signifikanten Unterschied zu Gunsten der Risperidongruppe (5 RCTs; n=1433; WMD 8,61 CI [4,66; 12,56]).
Dichotome Werte zum auffällig hohen Nüchternblutzucker (Abbildung 72) ergaben keine statistische Signifikanz (2 RCTs; n=940; RR 1,39 CI [0,56; 3,45]).

Die kontinuierliche Auswertung zwischen Anfangs- und Ausgangswert des Nüchternblutzuckers (Abbildung 73) zeigte keinen signifikanten Gruppenunterschied (5 RCTs; n=1436; WMD -0,04 CI [-2,92; 2,83]).

Einige Studien dokumentierten Prolaktin assoziierte Nebenwirkungen (Abbildung 74). Dies waren das Auftreten von Amenorrhö (4 RCTs; n=359; RR 0,47 CI [0,28; 0,79], NNH n.b.), Galaktorrhö (5 RCTs; n=478; RR 0,38 CI [0,17; 0,84], NNH 25 CI [13; 100]) und begleitende Gynäkomastie (1 RCT; n=78; RR 0,23 CI [0,07; 0,79, NNH 4 CI [2; 11]). In der statistischen Analyse zu den Nebenwirkungen Amenorrhö und Gynäkomastie gab es je eine Studie, die kein Auftreten dieser Nebenwirkung dokumentierten und somit nicht ausgewertet werden konnten. Die genannten Nebenwirkungen traten signifikant seltener in der Quetiapingruppe auf. Auch sexuelle Dysfunktion tendierte signifikant seltener in der Quetiapingruppe aufzutreten als in der Risperidongruppe (6 RCTs; n=2157; RR 0,7 CI [0,48; 1,01]). Lediglich die Untersuchung zu Dysmenorrhö zeigte keinen Gruppenunterschied (1 RCT; n=163; RR 0,45 CI [0,08; 2,38]).

Ausgangs- und Endwerte des Prolaktinspiegels im Serum wurden auch kontinuierlich ausgewertet (Abbildung 75). Hier zeigte sich wiederum eine Überlegenheit der Quetiapingruppe. Angesichts der Heterogenität >50% werden die Ergebnisse einzeln aufgeführt. Lieberman 2005 (1 RCT; n=678; WMD -2,47 CI [-2,87; -2,07]), McEvoy 2006 (1 RCT; n=24; WMD -28,6 CI [-43,02; -14,18]), Potkin 2006 (1 RCT; n=309; WMD -50,4 CI [-60,24; -40,56]), Stroup 2006 (1 RCT; n=199; WMD -30,3 CI [-37,1; -23,5]), Zhong 2006 (1 RCT; n=440; WMD -47,0 CI [-52,97; -41,03]), McEvoy 2007 (1 RCT; n=81; WMD -30,8 CI [-38,1; -23,5]).

Ein signifikanter Abfall an Leukozyten (gemäß Def.) (Abbildung 79) ergab keine Gruppenunterschiede (1 RCT; n=673; RR 2,97 CI [0,12; 72,73]).

Todesfälle: (Abbildung 69) Registrierte Fälle natürlicher Todesursachen, des versuchten oder durchgeführten Suizids erlangten keinen signifikanten Gruppenunterschied. Drei der eingeschlossenen Studien berichteten keinen Todesfall, demzufolge war hier eine statistische Analyse nicht durchführbar (7 RCTs; n=3066; RR 0,73 CI [0,17; 3,09]).

Allgemeine extrapyramidalmotorische Nebenwirkungen: Sechs Studien machten dichotome Angaben über die Anzahl der Patienten, die an Akathisie litten, fanden aber keine signifikanten Gruppenunterschiede (Abbildung 70). Wegen der Heterogenität >50% werden die Teilergebnisse der Studien einzeln aufgelistet. Lieberman 2005 (1 RCT; n=36; RR 0,81 CI [0,43; 1,54]), Riedel 2005 (1 RCT; n=8; RR 0,06 CI [0,0; 0,96]), Potkin 2006 (1 RCT; n=12; RR 0,09 CI [0,01; 0,68]), Stroup 2006 (1 RCT; n=9; RR 2,19 CI [0,56; 8,51]), Zhong 2006 (1 RCT; n=41; RR 0,46 CI [0,24; 0,87]), McEvoy 2007 (1 RCT; n=55; RR 0,83 CI [0,52; 1,33]). Eine Studie beschrieb das Auftreten von Akinesie ohne eine statistische Signifikanz festzustellen (1 RCT; n=267; RR 0,91 CI [0,61; 1,37]). Das Auftreten von extrapyramidalmotorischen Symptomen (2 RCTs; n=872; RR 0,59 CI [0,43; 0,81], NNH 14 CI [8; 33]), das Auftreten von Dystonie (1 RCT; n=673; RR 0,06 CI [0,01; 0,41], NNH 20 CI [13; 33]), sowie der Gebrauch von Antiparkinson-Medikation (6 RCTs; n=1715; RR 0,5 CI [0,3; 0,86], NNH 20 CI [10; 100]) war signifikant seltener in der Quetiapingruppe. Parkinsonismus als Begleiterscheinung tendierte lediglich zu selteneerem Vorkommen in der Quetiapingruppe. Die Analyse einer eingeschlossenen Studie war nicht möglich (1 RCT; n=8; RR 0,06 CI [0,0; 0,96]). Über auftretenden Rigor berichtete nur eine Studie ohne einen Gruppenunterschied auszumachen (1 RCT; n=309; RR 0,45 CI [0,16; 1,25]).

Veränderungen von Ausgangs- und Endwerten von extrapyramidalmotorischen Nebenwirkungen wurden kontinuierlich erhoben (Abbildung 71). Aufgrund der Heterogenität >50% werden die Ergebnisse einzeln dargestellt für AIMS (2 RCTs; n=958; WMD -0,34 CI [-0,76; 0,08]) und für die Barnes Akathisie Skala (2 RCTs; n=700; WMD -0,73 CI [-2,0; 0,54]). Diese ließen keine statistische Signifikanz erkennen. Die Berechnung mittels der Simpson-Angus Skala ergab signifikante Unterschiede, die zu Gunsten der Interventionsgruppe ausfielen (5 RCTs; n=1077; WMD -0,59 CI [-1,16; -0,02]).

Verstärkte Müdigkeit: (Abbildung 76)
Die Ergebnisse der Befragung zu auftretender Müdigkeit fiel für die Risperidongruppe signifikant besser aus (8 RCTs; n=2226; RR 1,21 CI [1,06; 1,38], NNH 20 CI [11; 50]).

Gewichtszunahme: Gewichtszunahme von 7% oder mehr gemessen am Normalgewicht wurde dichotom (Abbildung 77) ausgewertet und zeigte keine signifikanten Gruppenunterschiede (7 RCTs; n=1942; RR 0,97 CI [0,82; 1,14]).

Vergleichsdaten von Ausgangs- und Endgewicht lagen kontinuierlich vor (Abbildung 78). Sie zeigten keine Signifikanz, müssen aber einzeln genannt werden, wegen einer Heterogenität der Ergebnisse von >50%. Atmaca 2003 (1 RCT; n=27; WMD 3,87 CI [2,65; 5,09]), Conley 2005 (1 RCT; n=25; WMD -0,55 CI [-7,03; 5,93]), Lieberman 2005 (1 RCT; n=605; WMD 0,1 CI [-1,01; 1,21]), Riedel 2005 (1 RCT; n=44; WMD 1,21 CI [-1,04; 3,46]), McEvoy 2006 (1 RCT; n=31; WMD -1,3 CI [-6,48; 3,88]), Zhong 2006 (1 RCT; n=633; WMD -0,48 CI [-1,52; 0,56]), and McEvoy 2007 (1 RCT; n=81; WMD -0,79 CI [-1,24; -0,34]).

6.5 Vergleich von Quetiapin mit Ziprasidon

Zwei Studien erfüllten die Einschlusskriterien für den Vergleich Quetiapin mit Ziprasidon.

6.5.1 Vorzeitiger Studienabbruch

(Abbildung 80) Ein hoher Prozentsatz an Patienten verließ die Studie früher aus irgendeinem Grund. In der Interventionsgruppe waren es 83% und in der Kontrollgruppe 79% der Patienten (2 RCTs; n=722; RR 1,05 CI [0,97; 1,13]). Drop-out Raten aufgrund von Nebenwirkungen beliefen sich in der Interventionsgruppe sowie in der Kontrollgruppe auf je 15% der Patienten (2 RCTs; n=722; RR 1,04 CI [0,72; 1,49]). Verfrühter Studienabbruch wegen Unwirksamkeit der Behandlung wurde für 29% in der Interventionsgruppe und für 27% der Patienten in der Kontrollgruppe berichtet (2 RCTs; n=722; RR 1,14 CI

[0,89; 1,47]). Keiner der genannten Gründe für einen vorzeitigen Studienabbruch zeigte statistische Signifikanz.

PANSS-Gesamtscore (Abbildung 81)

Die Heterogenität >50% impliziert eine getrennte Ergebnisbeschreibung für die Mittelzeitstudie (1 RCT; n=198; WMD 3,7 CI [-2,97; 10,37]) und die Langzeitstudie (1 RCT; n=512; WMD -2,78 CI [-6,81; 1,25]). Keine der Studien wies Gruppenunterschiede auf.

6.5.2 Positivsymptomatik

PANSS-Teilscore für Positivsymptomatik: (Abbildung 82) Auswertungen zum PANSS-Teilscore für Positivsymptomatik ergaben keine statistische Signifikanz (1 RCT; n=198; WMD 0,0 CI [-2,18; 2,18]).

6.5.3 Negativsymptomatik

PANSS-Teilscore für Negativsymptomatik: (Abbildung 83) Berechnungen zum PANSS-Teiscore für Negativsymptomatik zeigten keine Gruppenunterschiede (1 RCT; n=198; WMD 1,6 CI [-0,34; 3,54]).

6.5.4 Rehospitalisierungsrate

(Abbildung 84) Die Zahl der wieder eingewiesenen Patienten in ein Krankenhaus war statistisch nicht signifikant (2 RCTs; n=754; RR 1,17 CI [0,85; 1,59]).

6.5.5 Nebenwirkungen

Auftreten mindestens einer Nebenwirkung: (Abbildung 84) Die Anzahl an Patienten, die mindestens an einer Nebenwirkung litten, wies keine statistische Signifikanz auf (2 RCTs; n=754; RR 1,03 CI [0,91; 1,17]).

Kardiale Nebenwirkungen: Dichotome Untersuchungen des QTc-Intervalls (Abbildung 86) ergaben keine signifikanten Ergebnisse (1 RCT; n=522; RR 1,65 CI [0,34; 8,08]).

Auch die kontinuierliche Auswertung zwischen Ausgangs- und Endwert des QTc-Intervalls (Abbildung 87) war nicht signifikant (2 RCTs; n=549; WMD 3,41 CI [-1,37; 8,18]).

Laborwerte und assoziierte Nebenwirkungen: Kontinuierliche Vergleichswerte zwischen Anfangs- und Ausganswert von Cholesterol im Serum (Abbildung 88) fielen signifikant besser für die Kontrollgruppe aus (2 RCTs; n=754; WMD 16,01 CI [8,57; 23,46]).

Kontinuierlich erhobene Daten bezüglich Anfangs- und Endwert von Glukose (Abbildung 97) im Serum wiesen keinen Gruppenunterschied auf (2 RCTs; n=754; WMD 3,1 CI [-3,99; 10,19]).

Es wurden verschiedene Prolaktin assoziierte Nebenwirkungen in den Studien als dichotom beschrieben (Abbildung 90), wovon keine der Nebenwirkungen statistische Signifikanz erkennen ließ. Es wurden Fälle von Amenorrhö (1 RCT; n=138; RR 0,43 CI [0,15; 1,24]), von sexueller Dysfunktion (2 RCTs; n=754; RR 0,96 CI [0,64; 1,42) und von Galaktorrhö berichtet (2 RCTs; n=202; RR 0,55 CI [0,18; 1,68). Bei der Analyse der aufgetretenen Fälle an Gallaktorrhö gab es eine Studie, die kein Auftreten dieser Nebenwirkung feststellte. Demzufolge war eine statistische Analyse dieses Betrachtungspunktes nicht möglich.

Veränderungen des Serumprolaktins wurden auch kontinuierlich erfasst (Abbildung 91). Es lag kein Gruppenunterschied vor (2 RCTs; n=754; WMD -1,54 CI [-5,13; 2,05]).

Todesfälle: (Abbildung 89)

Todesfälle, hervorgerufen durch versuchten oder vollzogenen Suizid, erreichten keine Signifikanz (2 RCTs; n=754; RR 0,41 CI [0,05; 3,15]).

Allgemeine extrapyramidalmotorische Nebenwirkungen: (Abbildung 96) Extrapyramidalmotorische Nebenwirkungen wurden dichotom als Akathisie (2 RCTs; n=754; RR 0,78 CI [0,42; 1,45]) und als extrapyramidalmotorische Symptome (1 RCT; n=232; RR 2,02 CI [0,66; 6,17]) beschrieben, wovon diese beiden Betrachtungen keine Signifikanz zeigten. Der Gebrauch an Antiparkinson Medikation war in der Interventionsgruppe signifikant seltener (1 RCT; n=522; RR 0,43 CI [0,2; 0,93], NNH n.b.).

Verstärkte Müdigkeit: (Abbildung 92) Das Auftreten von Müdigkeit war in der Kontrollgruppe signifikant seltener (2 RCTs; n=754; RR 1,36 CI [1,04; 1,77], NNH 14 CI [7; 100]).

Gewichtszunahme: Berichte von Gewichtszunahme von 7% oder mehr vom Normalgewicht lagen dichotom vor (Abbildung 93) und beschrieben signifikant weniger Fälle in der Kontrollgruppe (2 RCTs; n=754; RR 2,22 CI [1,35; 3,63], NNH 13 CI [8; 33]).

Veränderungen vom Ausgangsgewicht im Vergleich zum Endgewicht wurden kontinuierlich gemessen (Abbildung 94) und tendierten in der Kontrollgruppe zum statistisch besseren Ergebnis (1 RCT; n= 466; WMD 1,2 CI [-0,05; 2,45]).

7 Diskussion

In diesem Review verglichen wir Quetiapin mit anderen atypischen Antipsychotika. Mögliche Vergleichssubstanzen waren: Amisulprid, Aripiprazol, Clozapin, Olanzapin, Risperidon, Sertindol, Ziprasidon und Zotepin. Trotz der umfassenden Literaturrecherche wurden nur 21 Studien mit den geforderten Einschlusskriterien gefunden. Diese Studien waren überwiegend Kurzzeitstudien, was die Aussagekraft bezüglich der oft chronischen und lebenslangen Krankheit Schizophrenie abschwächen kann. Es gab nur zwei Langzeitstudien, die zur Beurteilung längerfristiger Therapieauswirkungen erforderlich gewesen wären.

7.1 Vergleich von Quetiapin mit Clozapin

In diesen Vergleich konnten wir fünf Studien mit insgesamt 334 Patienten einschließen. Dabei handelte es sich ausnahmslos um Kurzzeitstudien. Die Rate der vorzeitigen Studienabbrecher war mit 8,4% bemerkenswert gering; basierte aber auf den Daten von nur zwei Kurzzeitstudien (n=135) und zeigte keinen Gruppenunterschied. Angaben zum Ansprechen des Medikaments, zum klinischen Allgemeinzustand, zum allgemeinen psychischen Befinden und zur Positivsymptomatik waren statistisch nicht signifikant. Lediglich die Ergebnisse zur Negativsymptomatik waren in der Quetiapingruppe signifikant besser als in der Clozapingruppe. Dieses Ergebnis sollte aber vorsichtig interpretiert werden, da es nur auf zwei kleinen Studien aus China basiert (Li 2003, Li 2005). In drei Studien erzielte der Einsatz von Quetiapin vorteilhaftere Ergebnisse hinsichtlich der Daten zu mindestens einer Nebenwirkung, der kardialen Nebenwirkungen, der extrapyramidalmotorischen Nebenwirkungen, der verstärkten Müdigkeit, der Gewichtszunahme und dem Einfluss der Behandlung auf die Anzahl der weißen Blutzellen. Da diese aber auf zwei Studien basierten, können sie nicht als sicher gewertet werden.

7.2 Vergleich von Quetiapin mit Olanzapin

Dieser Vergleich enthält die meisten Studien. Es konnten insgesamt dreizehn Studien mit 1820 Patienten eingeschlossen werden. Die Gesamtzahl der vorzeitigen Studienabbrecher kann als ein indirektes Maß dafür gesehen werden, wie akzeptabel ein Medikament für Patienten ist. Hier zeigte sich insgesamt eine ungewöhnlich hohe Zahl an Studienabbrechern (63,2%). Insgesamt gab es weniger Studienabbrecher in der Olanzapingruppe aufgrund von Unwirksamkeit der Behandlung oder aus einem nicht näher bezeichneten Grund. Das signifikant bessere Ergebnis für Olanzapin könnte auf eine bessere Verträglichkeit hinweisen. Daten zum Ansprechen des Medikaments und zum klinischen Allgemeinzustand zeigten keine Gruppenunterschiede. Olanzapin war auch in den Ergebnissen zum PANSS-Gesamtscore statistisch überlegen, ebenso beim PANSS positiv-Teilscore, dem SAPS-Gesamtscore und dem SANS-Gesamtscore. Die Olanzapingruppe profitierte also mehr von der Behandlung bezüglich des allgemeinen psychischen Befindens. Auswertungen zum psychosozialen Funktionsniveau gemessen anhand des GAF-Gesamtscores waren ebenso in der Olanzapingruppe signifikant besser. Die Bewertung der Lebensqualität anhand des QLS-Gesamtscores ergab keinen Gruppenunterschied. Die Zahl der Einweisungen in ein Krankenhaus während der Behandlung waren in der Quetiapingruppe signifikant höher. Da dieses Ergebnis aber nur auf zwei Studien basiert, bräuchte man mehr Daten zur Erhärtung dieser Annahme. Insgesamt führen die Ergebnisse aber hier zu der Annahme, dass die Behandlung mit Olanzapin zu bevorzugen ist. Die Daten zu den Nebenwirkungen der medikamentösen Intervention zeigten einen Benefit für Quetiapin bezüglich dem Gebrauch von Antiparkinson Medikation, der Gewichtszunahme, dem Anstieg der Blutglukose, dem Prolaktinanstieg und den prolaktinassoziierten Nebenwirkungen. Andererseits traten EKG - Auffälligkeiten (QTc - Verlängerung) unter Quetiapingabe deutlicher auf als unter Olanzapin. Die bessere Verträglichkeit des Quetiapins muss man der besseren Wirksamkeit des Olanzapins abwägend gegenüberstellen.

7.3 Vergleich von Quetiapin mit Risperidon

Es wurden elf Studien mit insgesamt 3770 Patienten zu diesem Vergleich gefunden, die unsere Einschlusskriterien erfüllten. Es gab keine klaren Gruppenunterschiede beim frühzeitigen Studienabbruch. Insgesamt war die Zahl der Studienabbrecher mit 56,7% sehr groß, was wiederum die Interpretation der Einzelergebnisse erschwert. Gruppenunterschiede wurden nur zum klinischen Allgemeinzustand, zu den Auswertungen des PANSS-Gesamtscores und des PANSS positiv-Teilscores gefunden. Quetiapin war in diesen Untersuchungen leicht unterlegen. Die Datenmenge zur Bewertung der Lebensqualität war äußerst gering, weil nur eine Studie mit geringen Patientenzahlen darüber berichtete. Zudem gab es keine Gruppenunterschiede. Nur zwei Studien belegten Patientenzahlen, die während der Behandlung wieder in ein Krankenhaus aufgenommen wurden. Es wurden weniger Patienten der Risperidongruppe wieder aufgenommen. Diese Tatsache lässt eine bessere Wirksamkeit von Risperidon vermuten. Es gab Angaben zum Auftreten mindestens einer Nebenwirkung, zum Anstieg des Cholesterins und des Glukosespiegels im Serum, zum Prolaktinwert im Serum und den damit verbundenen Nebenwirkungen, zum Auftreten von Todesfällen, zum Erscheinen extrapyramidalmotorischer Störungen und zum Vorkommen von Müdigkeit. Ebenso gab es Patienten mit Gewichtszunahme oder mit einem Abfall der Leukozytenzahl. Bei den verschiedenen Untersuchungen zum Auftreten von EPS und dem Prolaktinanstieg im Serum war Quetiapin überlegen. Andererseits war Quetiapin mit mehr Fällen von Müdigkeit und Cholesterolanstieg im Serum assoziiert. Ersteres muss nicht von Nachteil sein, wenn Patienten normalerweise an Schlaflosigkeit leiden.

7.4 Vergleich von Quetiapin mit Ziprasidon

Nur zwei Studien mit insgesamt 722 Patienten konnten in diesen Vergleich einbezogen werden. Die Drop-out Rate von 80,7% war sehr hoch. Dabei ließ sich kein Unterschied zwischen den Gruppen feststellen, aber es scheint, dass die Akzeptanz beider Medikamente gering ist, wobei es sich allerdings um Langzeitstudien handelte. Das klinische Ansprechen der Behandlung wurde nur anhand des PANSS-Gesamtscores, dem PANSS positiv-Teilscore und dem PANSS negativ-Teilscore gemessen. Es lagen keine Gruppen-unterschiede vor. Es lagen Daten zum Auftreten mindestens einer Nebenwirkung vor, sowie zu kardialen Effekten, aufgetretenen Todesfällen, extrapyramidalmotorischen Stö-rungen, den Veränderungen von Cholesterin, Glukose und Prolaktin im Serum, dem Auf-treten von Müdigkeit und dem Einfluss auf das Körpergewicht. Die Auswertungen zum ansteigenden Cholesterinwert im Serum und dem Auftreten von Müdigkeit lieferten sta-tistisch vorteilhaftere Ergebnisse für die Ziprasidongruppe. Auch die Zahl der Patienten mit Gewichtszunahme war in der Ziprasidongruppe geringer. Der Bedarf an Antiparkin-son Medikation war in der Quetiapingruppe geringer als in der Ziprasidongruppe, was darauf hindeutet, dass die Medikation mit Quetiapin mit weniger EPS-Nebenwirkungen assoziiert ist.

7.5 Methodische Einschränkungen

Nochmals zu erwähnen ist die geringe Patientenzahl der meisten Studien. Fünfzehn Studien randomisierten weniger als hundert Teilnehmer, so dass die Gesamtzahl der Teilnehmer sehr reduziert war. Zudem ist eine hohe Drop-out Rate von insgesamt 57,6% bemerkenswert. Insgesamt wurden in allen Studien 4101 Patienten randomisiert. Der Prozentsatz der frühzeitigen Studienabbrecher wurde auf 3704 Patienten berechnet aus den Studien, die überhaupt Angaben zum Drop-out gemacht haben. Dies kann zu einem Bias führen, das heißt zu einer Differenz zwischen dem Erwartungswert einer Statistik und dem zu schätzenden Objekt. Dies kann der Fall sein, wenn der letzte vorliegende Wert (z.B. bei Studienabbrechern) für die Endauswertung herangezogen wird (LOCF). Ein weiterer Aspekt der Verzerrung der Ergebnisse ist die hohe Zahl der von Pharmafir-men geförderten Studien. Neun der eingeschlossenen Studien wurden von Pharmafirmen unterstützt, acht Studien hatten einen neutralen Auftraggeber und bei vier Studien war die Unterstützung unklar. Dies kann den Interessensschwerpunkt der Untersuchungen beeinflussen. In den meisten Studien wurden nur unzureichende Angaben über die Art der Randomisierung und der Verblindung gemacht. Dabei wären gerade diese wichtig ge-wesen, um die Qualität der Studien besser einschätzen zu können. Zur Durchführung ge-nauer metaanalytischer Berechnungen wären die Angaben von Rohdaten wünschenswert gewesen. Leider lagen uns viele Daten nur in graphischer Form ohne genaue Angaben von Mittelwerten und Standardabweichungen vor. Für metaanalytische Berechnungen sind diese aber unverzichtbar.

8 Zusammenfassung

Bei der vorliegenden Arbeit handelt es sich um eine Metaanalyse nach der Cochrane-Methode zum atypischen Antipsychotikum Quetiapin im Vergleich zu anderen atypischen Antipsychotika. Diese sind Amisulprid, Aripiprazol, Clozapin, Olanzapin, Risperidon, Sertindol, Ziprasidon und Zotepin. Allerdings wurden keine verwertbaren Daten für den Vergleich mit Amisulprid, Aripiprazol, Sertindol und Zotepin gefunden.

Für die Literaturrecherche wurde das Register (Mai 2007) kontrollierter Therapiestudien der Cochrane Schizophrenia Group herangezogen. Dieses Register wird regelmäßig durch die elektronischen Datenbänke BIOSIS, CINAHL, EMBASE, LILACS, MEDLINE, PSYNDEX, RUSSMED, Dissertation abstracts, Sociofile und PsycINFO nach kontrollierten Studien durchsucht und durch analoge Suche, sowie andere Veröffentlichungen vervollständigt. Mit dieser Suchstrategie wurden 3620 Literaturstellen identifiziert. Die Einschlusskriterien waren Randomisierung und mindestens eine einfache Verblindung. Insgesamt wurden in diesen einundzwanzig gefundenen Studien über viertausend Patienten randomisiert, die an Schizophrenie oder Schizophrenie verwandten Störungen litten. 85 Studien wurden ausgeschlossen.

Basis für die metaanalytischen Berechnungen war ein ITT-Ansatz. Als Effektstärkenmaß für kontinuierliche Variablen wurde der gewichtete mittlere Unterschied berechnet. Für die dichotomen Variablen war das Relative Risiko das Effektstärkenmaß. Bei statistisch signifikanten Ergebnissen wurde bei dichotomen Variablen die »Number-needed-to-treat« als Kehrwert der absoluten Risikodifferenz berechnet.

Im Vergleich Quetiapin mit Clozapin konnten nur fünf meist aus China stammende Studien eingeschlossen werden. Signifikante Unterschiede in den Drop-out Raten fanden sich nicht. Die Auswertung zur Negativsymptomatik anhand des PANSS-Teilscores fiel signifikant besser für die Interventionsgruppe aus (2 RCTs; n=142; WMD -2,23 CI [-3,48; -0,99]). EKG-Auffälligkeiten waren signifikant häufiger in der Interventionsgruppe. Verstärkte Müdigkeit hingegen trat signifikant seltener in der Interventionsgruppe auf. Da es sich ausnahmslos um Kurzzeitstudien mit einer geringen Patientenanzahl handelte, ist die Beurteilung längerfristiger Therapieauswirkungen nicht möglich.

Der Vergleich Quetiapin versus Olanzapin war mit dreizehn eingeschlossenen Studien der umfangreichste Vergleich. Die Drop-out Rate war mit 36% in der Interventionsgruppe signifikant schlechter als die mit 28% der Patienten in der Kontrollgruppe (10 RCTs; n=1651; RR 1,22 CI [1,13; 1,32], NNH 10 CI [6; 33]). Bezüglich der Beurteilungen zum psychischen Befinden, dem psychosozialen Funktionsniveau und der Positivsymptomatik fand sich eine signifikante Überlegenheit der Olanzapingruppe. Signifikant mehr Patienten wurden unter Quetiapingabe rehospitalisiert. Auch das Auftreten von unerwünschten EKG-Auffälligkeiten war in der Quetiapingruppe häufiger zu beobachten. Allerdings mussten signifikant weniger Patienten der Quetiapingruppe zusätzliche Antiparkinson Medikation einnehmen. Auch die Werte des Nüchternblutzucker waren signifikant besser in der Quetiapingruppe, sowie auch die Gewichtszunahme ein signifikant selteneres Problem in der Quetiapingruppe war.

Im Vergleich Quetiapin mit Risperidon wurden elf Studien eingeschlossen. Auch hier fielen in beiden Gruppen hohe Drop-out Raten auf, jedoch ohne Gruppenunterschied (10 RCTs; n=2278; RR 1,06 CI [0,98; 1,15]). Hinsichtlich der Wirkung der Medikation, des klinischen Allgemeinzustandes und dem psychischen Befinden konnte keinem Medikament eindeutig einen Vorteil zugesprochen werden. Dafür ließ sich in den Auswertungen bezüglich der Positivsymptomatik anhand des PANSS-Gesamtscores, dem PANSS-Teilscore für Positivsymptomatik, dem BPRS-Teilscore für Positivsymptomatik und dem BPRS-Teilscore für Negativsymptomatik eine signifikante Überlegenheit von Risperidon erkennen. Auch die Wiedereinweisung in ein Krankenhaus unter der Behandlung mit Risperidon war wesentlich seltener als unter der Behandlung mit Quetiapin. In Bezug auf allgemeine Nebenwirkungen fanden sich keine klaren Unterschiede zwischen Quetiapin und Risperidon. In der Auswertung zu den extrapyramidalmotorischen Nebenwirkungen zeigte sich ein Vorteil für die Quetiapingruppe. Dies waren im Einzelnen Daten zu Dystonie, Rigor und dem Einsatz von Antiparkinson Medikation.

Im Vergleich von Quetiapin mit Ziprasidon konnten nur zwei Studien eingeschlossen werden. Dazu wiesen beide Gruppen eine sehr hohe Drop-out Rate auf. Die Daten, die zur Auswertung der Positiv- und Negativsymptomatik vorlagen, zeigten keine Gruppenunterschiede. Einige Nebenwirkungen fielen günstiger für die Ziprasidongruppe aus. Dies waren der Anstieg von Cholesterol im Serum, das Auftreten von verstärkter Müdigkeit und das Vorkommen von Gewichtszunahme.

Aufgrund der hohen Anzahl von Teilnehmern, die die Studien verfrüht abbrachen, sei an dieser Stelle nochmals auf die verminderte Aussagekraft der Ergebnisse hingewiesen. Zusammenfassend lässt sich sagen, dass Quetiapin nach den hier erhobenen Daten etwas weniger wirksam ist als Olanzapin und Risperidon. Im Vergleich zu Ziprasidon und Clozapin lagen nur wenige Daten vor, die aber keine signifikanten Unterschiede in der Wirksamkeit zeigten. EKG-Auffälligkeiten (QTc - Verlängerung) traten unter Quetiapingabe deutlicher auf als unter Olanzapin. Unter der Medikation mit Quetiapin wurde verstärkte Müdigkeit seltener beklagt als unter Clozapin, aber häufiger als unter Ziprasidon. Seltener hingegen war das Auftreten von EPS und der zusätzliche Gebrauch von Antiparkinson Medikation unter der Therapie mit Quetiapin im Vergleich zur Therapie mit Olanzapin oder Risperidon. Quetiapin scheint seltener mit Gewichtszunahmen und den damit verbundenen Stoffwechselproblemen assoziiert zu sein als Olanzapin, aber häufiger als Ziprasidon. Diese Unterschiede in der Effektivität und Verträglichkeit müssen gut gegeneinander abgewogen werden, wenn es um die Wahl des passenden Antipsychotikums bei Patienten mit Schizophrenie geht.

9 Abbildungen

9.1 Vergleich von Quetiapin mit Clozapin

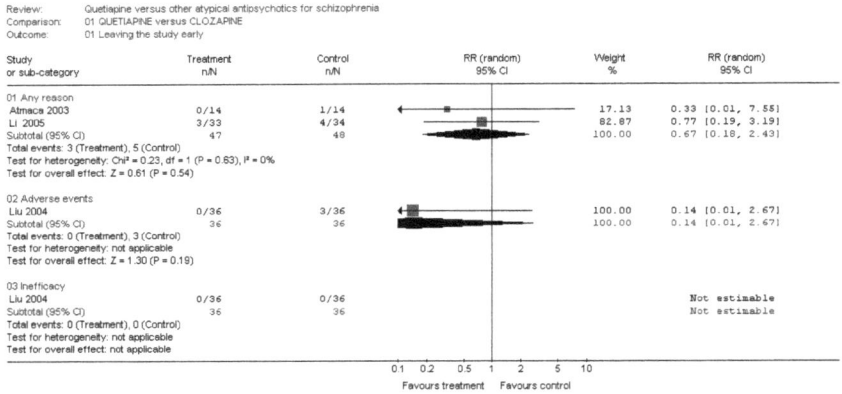

Review: Quetiapine versus other atypical antipsychotics for schizophrenia
Comparison: 01 QUETIAPINE versus CLOZAPINE
Outcome: 01 Leaving the study early

Study or sub-category	Treatment n/N	Control n/N	RR (random) 95% CI	Weight %	RR (random) 95% CI
01 Any reason					
Atmaca 2003	0/14	1/14		17.13	0.33 [0.01, 7.55]
Li 2005	3/33	4/34		82.87	0.77 [0.19, 3.19]
Subtotal (95% CI)	47	48		100.00	0.67 [0.18, 2.43]
Total events: 3 (Treatment), 5 (Control)					
Test for heterogeneity: Chi² = 0.23, df = 1 (P = 0.63), I² = 0%					
Test for overall effect: Z = 0.61 (P = 0.54)					
02 Adverse events					
Liu 2004	0/36	3/36		100.00	0.14 [0.01, 2.67]
Subtotal (95% CI)	36	36		100.00	0.14 [0.01, 2.67]
Total events: 0 (Treatment), 3 (Control)					
Test for heterogeneity: not applicable					
Test for overall effect: Z = 1.30 (P = 0.19)					
03 Inefficacy					
Liu 2004	0/36	0/36			Not estimable
Subtotal (95% CI)	36	36			Not estimable
Total events: 0 (Treatment), 0 (Control)					
Test for heterogeneity: not applicable					
Test for overall effect: not applicable					

0.1 0.2 0.5 1 2 5 10
Favours treatment   Favours control

Abbildung 1: Vorzeitiger Studienabbruch

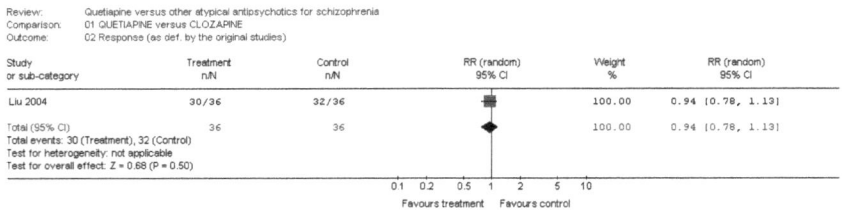

Review: Quetiapine versus other atypical antipsychotics for schizophrenia
Comparison: 01 QUETIAPINE versus CLOZAPINE
Outcome: 02 Response (as def. by the original studies)

Study or sub-category	Treatment n/N	Control n/N	RR (random) 95% CI	Weight %	RR (random) 95% CI
Liu 2004	30/36	32/36		100.00	0.94 [0.78, 1.13]
Total (95% CI)	36	36		100.00	0.94 [0.78, 1.13]
Total events: 30 (Treatment), 32 (Control)					
Test for heterogeneity: not applicable					
Test for overall effect: Z = 0.68 (P = 0.50)					

0.1 0.2 0.5 1 2 5 10
Favours treatment   Favours control

Abbildung 2: Ansprechen des Medikaments (gemäß Def.)

Review: Quetiapine versus other atypical antipsychotics for schizophrenia
Comparison: 01 QUETIAPINE versus CLOZAPINE
Outcome: 03 Global State: no clinically important change (as defined by the original studies)

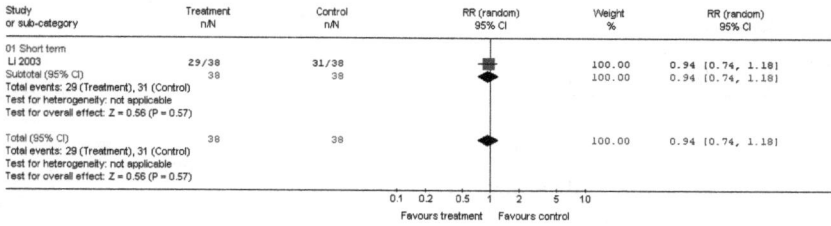

Study or sub-category	Treatment n/N	Control n/N	RR (random) 95% CI	Weight %	RR (random) 95% CI
01 Short term					
Li 2003	29/38	31/38		100.00	0.94 [0.74, 1.18]
Subtotal (95% CI)	38	38		100.00	0.94 [0.74, 1.18]
Total events: 29 (Treatment), 31 (Control)					
Test for heterogeneity: not applicable					
Test for overall effect: Z = 0.56 (P = 0.57)					
Total (95% CI)	38	38		100.00	0.94 [0.74, 1.18]
Total events: 29 (Treatment), 31 (Control)					
Test for heterogeneity: not applicable					
Test for overall effect: Z = 0.56 (P = 0.57)					

0.1 0.2 0.5 1 2 5 10
Favours treatment   Favours control

Abbildung 3: Klinischer Allgemeinzustand (gemäß Def.)

Review: Quetiapine versus other atypical antipsychotics for schizophrenia
Comparison: 01 QUETIAPINE versus CLOZAPINE
Outcome: 04 General Mental State: no clinically important change (less than 50% PANSS total score reduction)

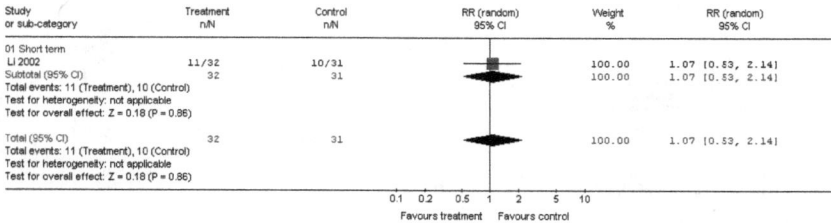

Study or sub-category	Treatment n/N	Control n/N	RR (random) 95% CI	Weight %	RR (random) 95% CI
01 Short term					
Li 2002	11/32	10/31		100.00	1.07 [0.53, 2.14]
Subtotal (95% CI)	32	31		100.00	1.07 [0.53, 2.14]
Total events: 11 (Treatment), 10 (Control)					
Test for heterogeneity: not applicable					
Test for overall effect: Z = 0.18 (P = 0.86)					
Total (95% CI)	32	31		100.00	1.07 [0.53, 2.14]
Total events: 11 (Treatment), 10 (Control)					
Test for heterogeneity: not applicable					
Test for overall effect: Z = 0.18 (P = 0.86)					

0.1 0.2 0.5 1 2 5 10
Favours treatment   Favours control

Abbildung 4: Allgemeines psychisches Befinden (gemäß Def.)

Review: Quetiapine versus other atypical antipsychotics for schizophrenia
Comparison: 01 QUETIAPINE versus CLOZAPINE
Outcome: 05 General Mental State: PANSS total score (high=poor)

Study or sub-category	Treatment N	Mean (SD)	Control N	Mean (SD)	WMD (random) 95% CI	Weight %	WMD (random) 95% CI
01 Short term							
Li 2002	32	49.10(14.30)	31	48.40(15.20)		10.41	0.70 [-6.59, 7.99]
Atmaca 2003	14	77.24(6.08)	13	77.06(5.28)		30.11	0.18 [-4.11, 4.47]
Li 2003	37	44.60(10.30)	38	43.70(9.80)		26.71	0.90 [-3.65, 5.45]
Li 2005	33	44.12(8.91)	34	46.76(8.23)		32.77	-2.64 [-6.75, 1.47]
Subtotal (95% CI)	116		116			100.00	-0.50 [-2.85, 1.86]
Test for heterogeneity: Chi² = 1.61, df = 3 (P = 0.66), I² = 0%							
Test for overall effect: Z = 0.41 (P = 0.68)							
Total (95% CI)	116		116			100.00	-0.50 [-2.85, 1.86]
Test for heterogeneity: Chi² = 1.61, df = 3 (P = 0.66), I² = 0%							
Test for overall effect: Z = 0.41 (P = 0.68)							

-10   -5   0   5   10
Favours treatment   Favours control

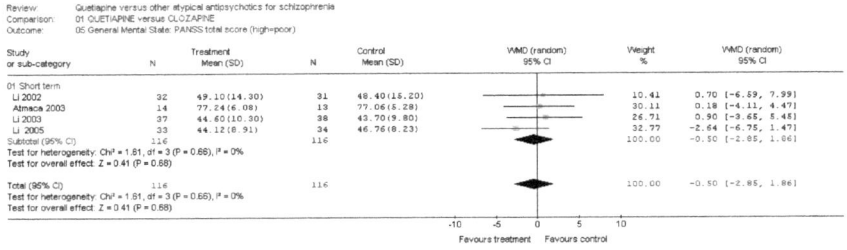

Abbildung 5: PANSS-Gesamtscore

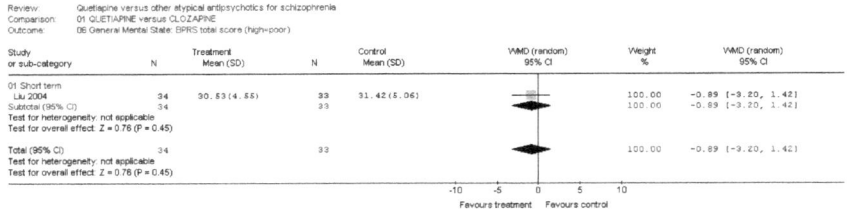

Review: Quetiapine versus other atypical antipsychotics for schizophrenia
Comparison: 01 QUETIAPINE versus CLOZAPINE
Outcome: 06 General Mental State: BPRS total score (high=poor)

Study or sub-category	Treatment N	Mean (SD)	Control N	Mean (SD)	WMD (random) 95% CI	Weight %	WMD (random) 95% CI
01 Short term							
Liu 2004	34	30.53(4.55)	33	31.42(5.06)		100.00	-0.89 [-3.20, 1.42]
Subtotal (95% CI)	34		33			100.00	-0.89 [-3.20, 1.42]
Test for heterogeneity: not applicable							
Test for overall effect: Z = 0.76 (P = 0.45)							
Total (95% CI)	34		33			100.00	-0.89 [-3.20, 1.42]
Test for heterogeneity: not applicable							
Test for overall effect: Z = 0.76 (P = 0.45)							

-10   -5   0   5   10
Favours treatment   Favours control

Abbildung 6: BPRS-Gesamtscore

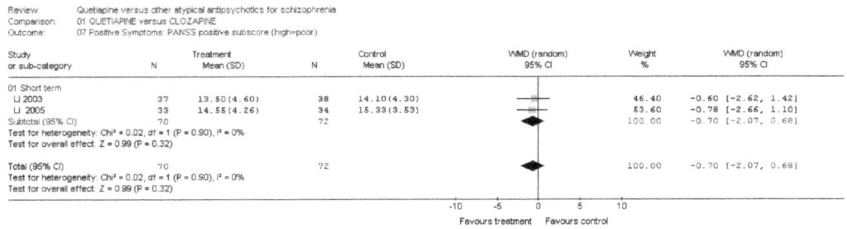

Review: Quetiapine versus other atypical antipsychotics for schizophrenia
Comparison: 01 QUETIAPINE versus CLOZAPINE
Outcome: 07 Positive Symptoms: PANSS positive subscore (high=poor)

Study or sub-category	Treatment N	Mean (SD)	Control N	Mean (SD)	WMD (random) 95% CI	Weight %	WMD (random) 95% CI
01 Short term							
Li 2003	37	13.50(4.60)	38	14.10(4.30)		46.40	-0.60 [-2.62, 1.42]
Li 2005	33	14.55(4.26)	34	15.33(3.53)		53.60	-0.78 [-2.66, 1.10]
Subtotal (95% CI)	70		72			100.00	-0.70 [-2.07, 0.68]
Test for heterogeneity: Chi² = 0.02, df = 1 (P = 0.90), I² = 0%							
Test for overall effect: Z = 0.99 (P = 0.32)							
Total (95% CI)	70		72			100.00	-0.70 [-2.07, 0.68]
Test for heterogeneity: Chi² = 0.02, df = 1 (P = 0.90), I² = 0%							
Test for overall effect: Z = 0.99 (P = 0.32)							

-10   -5   0   5   10
Favours treatment   Favours control

Abbildung 7: PANSS-Teilscore für Positivsymptomatik

Review: Quetiapine versus other atypical antipsychotics for schizophrenie
Comparison: 01 QUETIAPINE versus CLOZAPINE
Outcome: 08 Negative Symptoms: PANSS negative subscore (high=poor)

Study or sub-category	N	Treatment Mean (SD)	N	Control Mean (SD)	WMD (random) 95% CI	Weight %	WMD (random) 95% CI
01 Short term							
LI 2003	37	12.90(4.20)	38	14.90(3.90)		46.11	-2.00 [-3.84, -0.16]
LI 2005	33	9.86(3.81)	34	12.29(3.25)		53.89	-2.43 [-4.13, -0.73]
Subtotal (95% CI)	70		72			100.00	-2.23 [-3.48, -0.99]
Test for heterogeneity: Chi² = 0.11, df = 1 (P = 0.74), I² = 0%							
Test for overall effect: Z = 3.51 (P = 0.0004)							
Total (95% CI)	70		72			100.00	-2.23 [-3.48, -0.99]
Test for heterogeneity: Chi² = 0.11, df = 1 (P = 0.74), I² = 0%							
Test for overall effect: Z = 3.51 (P = 0.0004)							

-10   -5   0   5   10
Favours treatment   Favours control

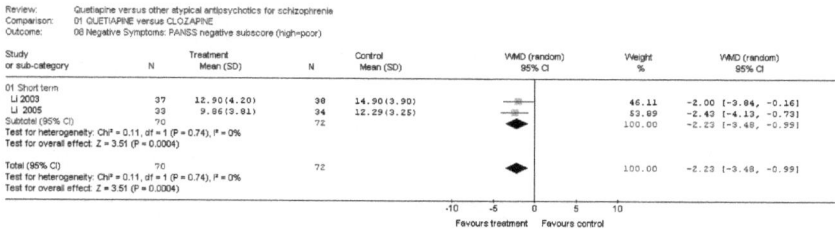

Abbildung 8: PANSS-Teilscore für Negativsymptomatik

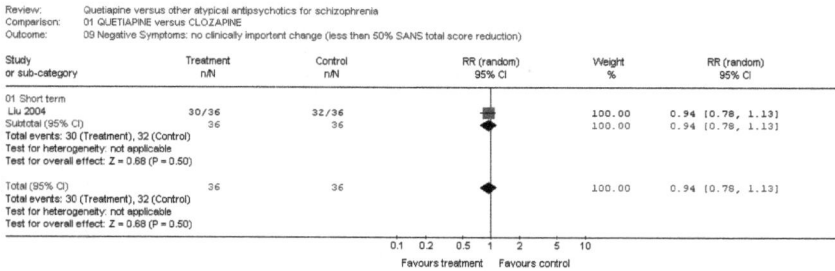

Review: Quetiapine versus other atypical antipsychotics for schizophrenia
Comparison: 01 QUETIAPINE versus CLOZAPINE
Outcome: 09 Negative Symptoms: no clinically important change (less than 50% SANS total score reduction)

Study or sub-category	Treatment n/N	Control n/N	RR (random) 95% CI	Weight %	RR (random) 95% CI
01 Short term					
Liu 2004	30/36	32/36		100.00	0.94 [0.78, 1.13]
Subtotal (95% CI)	36	36		100.00	0.94 [0.78, 1.13]
Total events: 30 (Treatment), 32 (Control)					
Test for heterogeneity: not applicable					
Test for overall effect: Z = 0.68 (P = 0.50)					
Total (95% CI)	36	36		100.00	0.94 [0.78, 1.13]
Total events: 30 (Treatment), 32 (Control)					
Test for heterogeneity: not applicable					
Test for overall effect: Z = 0.68 (P = 0.50)					

0.1   0.2   0.5   1   2   5   10
Favours treatment   Favours control

Abbildung 9: Verminderung des SANS-Gesamtscores um weniger als 50%

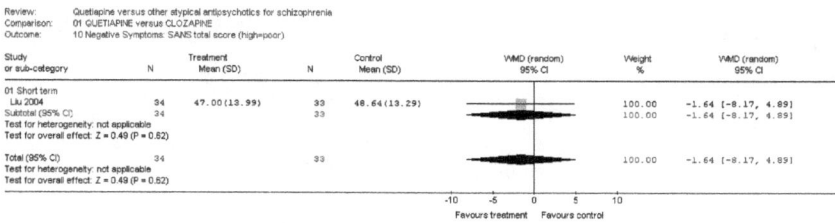

Review: Quetiapine versus other atypical antipsychotics for schizophrenia
Comparison: 01 QUETIAPINE versus CLOZAPINE
Outcome: 10 Negative Symptoms: SANS total score (high=poor)

Study or sub-category	N	Treatment Mean (SD)	N	Control Mean (SD)	WMD (random) 95% CI	Weight %	WMD (random) 95% CI
01 Short term							
Liu 2004	34	47.00(13.99)	33	48.64(13.29)		100.00	-1.64 [-8.17, 4.89]
Subtotal (95% CI)	34		33			100.00	-1.64 [-8.17, 4.89]
Test for heterogeneity: not applicable							
Test for overall effect: Z = 0.49 (P = 0.62)							
Total (95% CI)	34		33			100.00	-1.64 [-8.17, 4.89]
Test for heterogeneity: not applicable							
Test for overall effect: Z = 0.49 (P = 0.62)							

-10   -5   0   5   10
Favours treatment   Favours control

Abbildung 10: SANS-Gesamtscore

Review: Quetiapine versus other atypical antipsychotics for schizophrenia
Comparison: 01 QUETIAPINE versus CLOZAPINE
Outcome: 11 Adverse effects: at least one adverse effect

Study or sub-category	Treatment n/N	Control n/N	RR (random) 95% CI	Weight %	RR (random) 95% CI
Li 2002	12/32	28/31		100.00	0.42 [0.26, 0.66]
Total (95% CI)	32	31		100.00	0.42 [0.26, 0.66]

Total events: 12 (Treatment), 28 (Control)
Test for heterogeneity: not applicable
Test for overall effect: Z = 3.73 (P = 0.0002)

0.001 0.01 0.1 1 10 100 1000
Favours treatment   Favours control

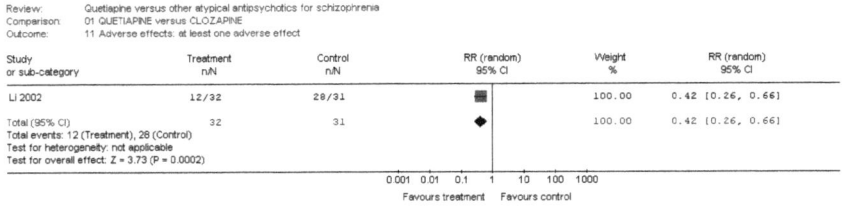

Abbildung 11: Auftreten mindestens einer Nebenwirkung

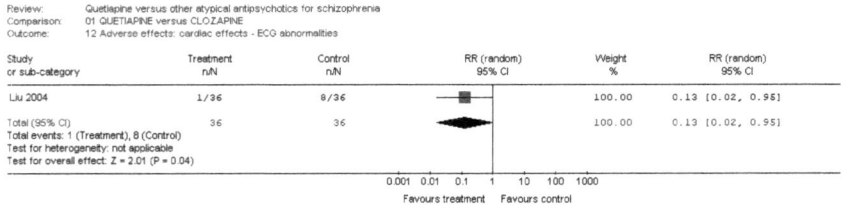

Review: Quetiapine versus other atypical antipsychotics for schizophrenia
Comparison: 01 QUETIAPINE versus CLOZAPINE
Outcome: 12 Adverse effects: cardiac effects - ECG abnormalities

Study or sub-category	Treatment n/N	Control n/N	RR (random) 95% CI	Weight %	RR (random) 95% CI
Liu 2004	1/36	8/36		100.00	0.13 [0.02, 0.95]
Total (95% CI)	36	36		100.00	0.13 [0.02, 0.95]

Total events: 1 (Treatment), 8 (Control)
Test for heterogeneity: not applicable
Test for overall effect: Z = 2.01 (P = 0.04)

0.001 0.01 0.1 1 10 100 1000
Favours treatment   Favours control

Abbildung 12: EKG-Auffälligkeiten

Review: Quetiapine versus other atypical antipsychotics for schizophrenia
Comparison: 01 QUETIAPINE versus CLOZAPINE
Outcome: 13 Adverse effects: extrapyramidal side effects

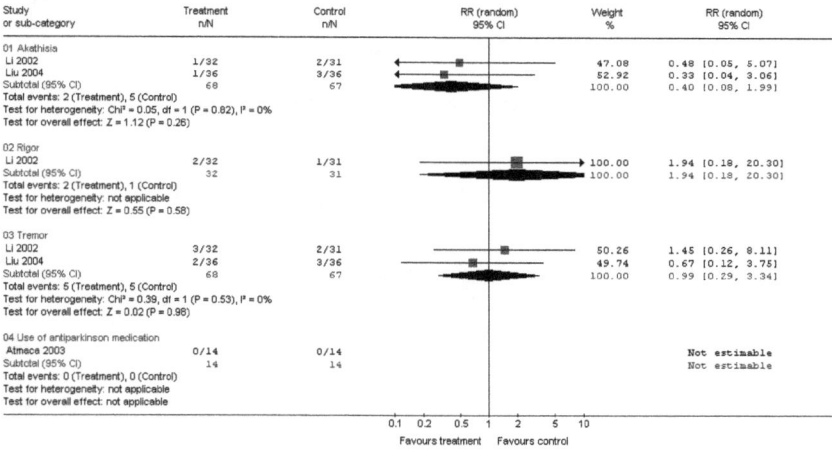

Study or sub-category	Treatment n/N	Control n/N	RR (random) 95% CI	Weight %	RR (random) 95% CI
01 Akathisia					
Li 2002	1/32	2/31		47.08	0.48 [0.05, 5.07]
Liu 2004	1/36	3/36		52.92	0.33 [0.04, 3.06]
Subtotal (95% CI)	68	67		100.00	0.40 [0.08, 1.99]
Total events: 2 (Treatment), 5 (Control)					
Test for heterogeneity: Chi² = 0.05, df = 1 (P = 0.82), I² = 0%					
Test for overall effect: Z = 1.12 (P = 0.26)					
02 Rigor					
Li 2002	2/32	1/31		100.00	1.94 [0.18, 20.30]
Subtotal (95% CI)	32	31		100.00	1.94 [0.18, 20.30]
Total events: 2 (Treatment), 1 (Control)					
Test for heterogeneity: not applicable					
Test for overall effect: Z = 0.55 (P = 0.58)					
03 Tremor					
Li 2002	3/32	2/31		50.26	1.45 [0.26, 8.11]
Liu 2004	2/36	3/36		49.74	0.67 [0.12, 3.75]
Subtotal (95% CI)	68	67		100.00	0.99 [0.29, 3.34]
Total events: 5 (Treatment), 5 (Control)					
Test for heterogeneity: Chi² = 0.39, df = 1 (P = 0.53), I² = 0%					
Test for overall effect: Z = 0.02 (P = 0.98)					
04 Use of antiparkinson medication					
Atmaca 2003	0/14	0/14			Not estimable
Subtotal (95% CI)	14	14			Not estimable
Total events: 0 (Treatment), 0 (Control)					
Test for heterogeneity: not applicable					
Test for overall effect: not applicable					

0.1   0.2   0.5   1   2   5   10

Favours treatment   Favours control

Abbildung 13: Extrapyramidalmotorische Nebenwirkungen

Review: Quetiapine versus other atypical antipsychotics for schizophrenia
Comparison: 01 QUETIAPINE versus CLOZAPINE
Outcome: 14 Adverse effects: sedation

Study or sub-category	Treatment n/N	Control n/N	RR (random) 95% CI	Weight %	RR (random) 95% CI
Li 2002	3/32	19/31		45.70	0.15 [0.05, 0.47]
Liu 2004	4/36	13/36		54.30	0.31 [0.11, 0.85]
Total (95% CI)	68	67		100.00	0.22 [0.11, 0.47]

Total events: 7 (Treatment), 32 (Control)
Test for heterogeneity: Chi² = 0.83, df = 1 (P = 0.36), I² = 0%
Test for overall effect: Z = 3.90 (P < 0.0001)

0.001 0.01 0.1 1 10 100 1000
Favours treatment   Favours control

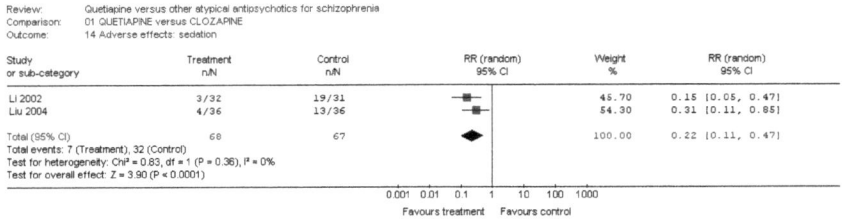

Abbildung 14: Verstärkte Müdigkeit

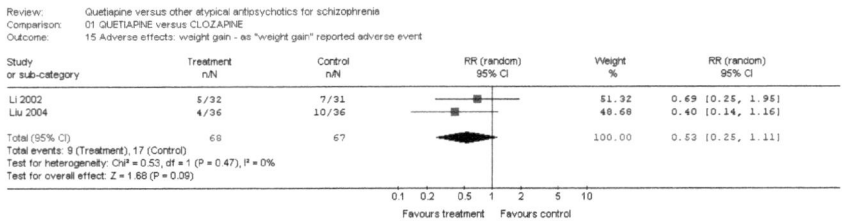

Review: Quetiapine versus other atypical antipsychotics for schizophrenia
Comparison: 01 QUETIAPINE versus CLOZAPINE
Outcome: 15 Adverse effects: weight gain - as "weight gain" reported adverse event

Study or sub-category	Treatment n/N	Control n/N	RR (random) 95% CI	Weight %	RR (random) 95% CI
Li 2002	5/32	7/31		51.32	0.69 [0.25, 1.95]
Liu 2004	4/36	10/36		48.68	0.40 [0.14, 1.16]
Total (95% CI)	68	67		100.00	0.53 [0.25, 1.11]

Total events: 9 (Treatment), 17 (Control)
Test for heterogeneity: Chi² = 0.53, df = 1 (P = 0.47), I² = 0%
Test for overall effect: Z = 1.68 (P = 0.09)

0.1 0.2 0.5 1 2 5 10
Favours treatment   Favours control

Abbildung 15: Gewichtszunahme: dichotom

Review: Quetiapine versus other atypical antipsychotics for schizophrenia
Comparison: 01 QUETIAPINE versus CLOZAPINE
Outcome: 16 Adverse effects: weight gain - change from baseline in kg

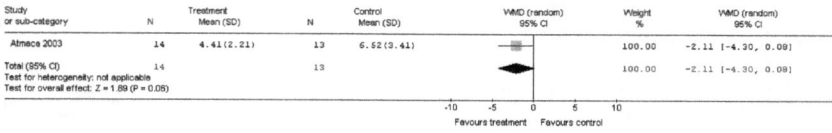

Study or sub-category	N	Treatment Mean (SD)	N	Control Mean (SD)	WMD (random) 95% CI	Weight %	WMD (random) 95% CI
Atmaca 2003	14	4.41(2.21)	13	6.52(3.41)		100.00	-2.11 [-4.30, 0.09]
Total (95% CI)	14		13			100.00	-2.11 [-4.30, 0.09]

Test for heterogeneity: not applicable
Test for overall effect: Z = 1.89 (P = 0.06)

-10   -5   0   5   10
Favours treatment   Favours control

Abbildung 16: Gewichtszunahme: kontinuierlich

Review: Quetiapine versus other atypical antipsychotics for schizophrenia
Comparison: 01 QUETIAPINE versus CLOZAPINE
Outcome: 17 Adverse effects: white blood cells - significant low white blood cell count (as def. by the original studie

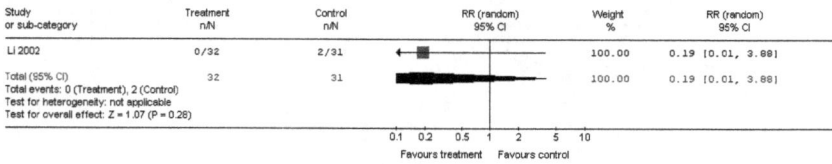

Study or sub-category	Treatment n/N	Control n/N	RR (random) 95% CI	Weight %	RR (random) 95% CI
Li 2002	0/32	2/31		100.00	0.19 [0.01, 3.88]
Total (95% CI)	32	31		100.00	0.19 [0.01, 3.88]

Total events: 0 (Treatment), 2 (Control)
Test for heterogeneity: not applicable
Test for overall effect: Z = 1.07 (P = 0.28)

0.1   0.2   0.5   1   2   5   10
Favours treatment   Favours control

Abbildung 17: Leukozytenabnahme

57

9.2 Vergleich von Quetiapin mit Olanzapin

Review: Quetiapine versus other atypical antipsychotics for schizophrenia
Comparison: 02 QUETIAPINE versus OLANZAPINE
Outcome: 01 Leaving the study early

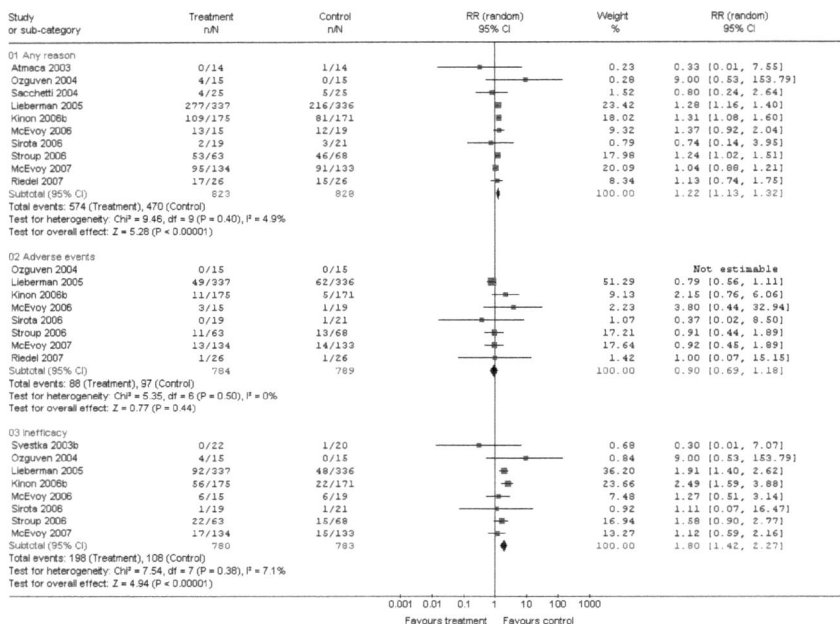

Study or sub-category	Treatment n/N	Control n/N	RR (random) 95% CI	Weight %	RR (random) 95% CI
01 Any reason					
Atmaca 2003	0/14	1/14		0.23	0.33 [0.01, 7.55]
Ozguven 2004	4/15	0/15		0.28	9.00 [0.53, 153.79]
Sacchetti 2004	4/25	5/25		1.52	0.80 [0.24, 2.64]
Lieberman 2005	277/337	216/336		23.42	1.28 [1.16, 1.40]
Kinon 2006b	109/175	81/171		18.02	1.31 [1.08, 1.60]
McEvoy 2006	13/15	12/19		9.32	1.37 [0.92, 2.04]
Sirota 2006	2/19	3/21		0.79	0.74 [0.14, 3.95]
Stroup 2006	53/63	46/68		17.98	1.24 [1.02, 1.51]
McEvoy 2007	95/134	91/133		20.09	1.04 [0.88, 1.21]
Riedel 2007	17/26	15/26		8.34	1.13 [0.74, 1.75]
Subtotal (95% CI)	823	828		100.00	1.22 [1.13, 1.32]
Total events: 574 (Treatment), 470 (Control)					
Test for heterogeneity: Chi² = 9.46, df = 9 (P = 0.40), I² = 4.9%					
Test for overall effect: Z = 5.28 (P < 0.00001)					
02 Adverse events					
Ozguven 2004	0/15	0/15			Not estimable
Lieberman 2005	49/337	62/336		51.29	0.79 [0.56, 1.11]
Kinon 2006b	11/175	5/171		9.13	2.15 [0.76, 6.06]
McEvoy 2006	3/15	1/19		2.23	3.80 [0.44, 32.94]
Sirota 2006	0/19	1/21		1.07	0.37 [0.02, 8.50]
Stroup 2006	11/63	13/68		17.21	0.91 [0.44, 1.89]
McEvoy 2007	13/134	14/133		17.64	0.92 [0.45, 1.89]
Riedel 2007	1/26	1/26		1.42	1.00 [0.07, 15.15]
Subtotal (95% CI)	784	789		100.00	0.90 [0.69, 1.18]
Total events: 88 (Treatment), 97 (Control)					
Test for heterogeneity: Chi² = 5.35, df = 6 (P = 0.50), I² = 0%					
Test for overall effect: Z = 0.77 (P = 0.44)					
03 Inefficacy					
Svestka 2003b	0/22	1/20		0.68	0.30 [0.01, 7.07]
Ozguven 2004	4/15	0/15		0.84	9.00 [0.53, 153.79]
Lieberman 2005	92/337	48/336		36.20	1.91 [1.40, 2.62]
Kinon 2006b	56/175	22/171		23.66	2.49 [1.59, 3.88]
McEvoy 2006	6/15	6/19		7.48	1.27 [0.51, 3.14]
Sirota 2006	1/19	1/21		0.92	1.11 [0.07, 16.47]
Stroup 2006	22/63	15/68		16.94	1.58 [0.90, 2.77]
McEvoy 2007	17/134	15/133		13.27	1.12 [0.59, 2.16]
Subtotal (95% CI)	780	783		100.00	1.80 [1.42, 2.27]
Total events: 198 (Treatment), 108 (Control)					
Test for heterogeneity: Chi² = 7.54, df = 7 (P = 0.38), I² = 7.1%					
Test for overall effect: Z = 4.94 (P < 0.00001)					

0.001 0.01 0.1 1 10 100 1000
Favours treatment   Favours control

Abbildung 18: Vorzeitiger Studienabbruch

Review: Quetiapine versus other atypical antipsychotics for schizophrenia
Comparison: 02 QUETIAPINE versus OLANZAPINE
Outcome: 02 Response (as def. by the original studies)

Study or sub-category	Treatment n/N	Control n/N	RR (random) 95% CI	Weight %	RR (random) 95% CI
Svestka 2003b	12/22	12/20		23.50	0.91 [0.54, 1.53]
Ozguven 2004	6/15	4/15		5.91	1.50 [0.53, 4.26]
McEvoy 2007	56/134	48/133		70.59	1.16 [0.86, 1.57]
Total (95% CI)	171	168		100.00	1.11 [0.86, 1.43]

Total events: 74 (Treatment), 64 (Control)
Test for heterogeneity: Chi² = 0.97, df = 2 (P = 0.61), I² = 0%
Test for overall effect: Z = 0.81 (P = 0.42)

0.1 0.2 0.5 1 2 5 10
Favours treatment   Favours control

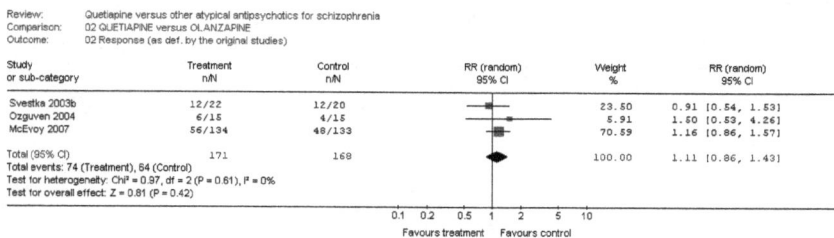

Abbildung 19: Ansprechen des Medikaments (gemäß Def.)

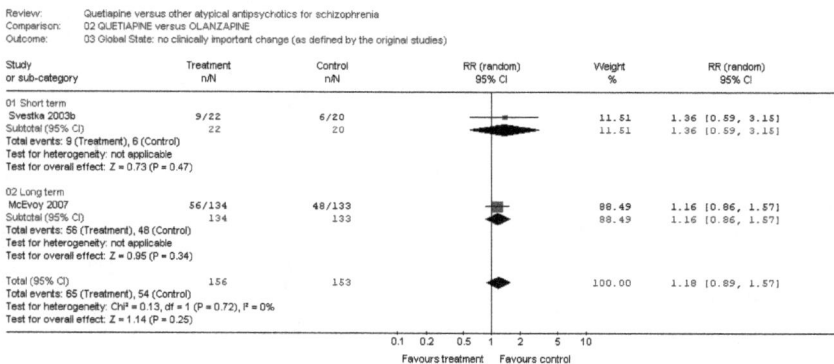

Review: Quetiapine versus other atypical antipsychotics for schizophrenia
Comparison: 02 QUETIAPINE versus OLANZAPINE
Outcome: 03 Global State: no clinically important change (as defined by the original studies)

Study or sub-category	Treatment n/N	Control n/N	RR (random) 95% CI	Weight %	RR (random) 95% CI
01 Short term					
Svestka 2003b	9/22	6/20		11.51	1.36 [0.59, 3.15]
Subtotal (95% CI)	22	20		11.51	1.36 [0.59, 3.15]
Total events: 9 (Treatment), 6 (Control)					
Test for heterogeneity: not applicable					
Test for overall effect: Z = 0.73 (P = 0.47)					
02 Long term					
McEvoy 2007	56/134	48/133		88.49	1.16 [0.86, 1.57]
Subtotal (95% CI)	134	133		88.49	1.16 [0.86, 1.57]
Total events: 56 (Treatment), 48 (Control)					
Test for heterogeneity: not applicable					
Test for overall effect: Z = 0.95 (P = 0.34)					
Total (95% CI)	156	153		100.00	1.18 [0.89, 1.57]

Total events: 65 (Treatment), 54 (Control)
Test for heterogeneity: Chi² = 0.13, df = 1 (P = 0.72), I² = 0%
Test for overall effect: Z = 1.14 (P = 0.25)

0.1 0.2 0.5 1 2 5 10
Favours treatment   Favours control

Abbildung 20: Klinischer Allgemeinzustand (gemäß Def.)

59

Review: Quetiapine versus other atypical antipsychotics for schizophrenia
Comparison: 02 QUETIAPINE versus OLANZAPINE
Outcome: 04 General Mental State: no clinically important change (less than 50% PANSS total score reduction)

Study or sub-category	Treatment n/N	Control n/N	RR (random) 95% CI	Weight %	RR (random) 95% CI
01 Short term					
Svestka 2003b	12/22	12/20		0.00	0.91 [0.54, 1.53]
Subtotal (95% CI)	22	20		0.00	0.91 [0.54, 1.53]
Total events: 12 (Treatment), 12 (Control)					
Test for heterogeneity: not applicable					
Test for overall effect: Z = 0.36 (P = 0.72)					
Total (95% CI)	22	20		0.00	0.91 [0.54, 1.53]
Total events: 12 (Treatment), 12 (Control)					
Test for heterogeneity: not applicable					
Test for overall effect: Z = 0.36 (P = 0.72)					

```
        0.1  0.2  0.5   1    2    5   10
          Favours treatment   Favours control
```

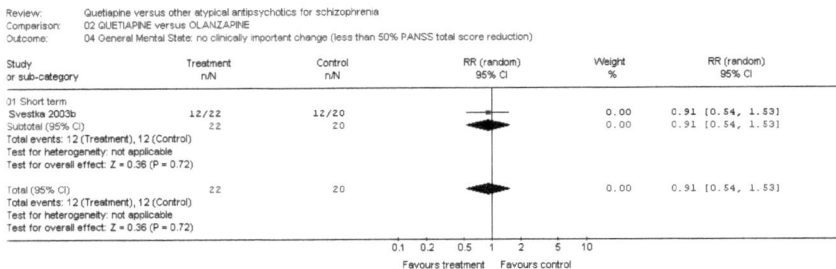

Abbildung 21: Allgemeines psychisches Befinden (gemäß Def.)

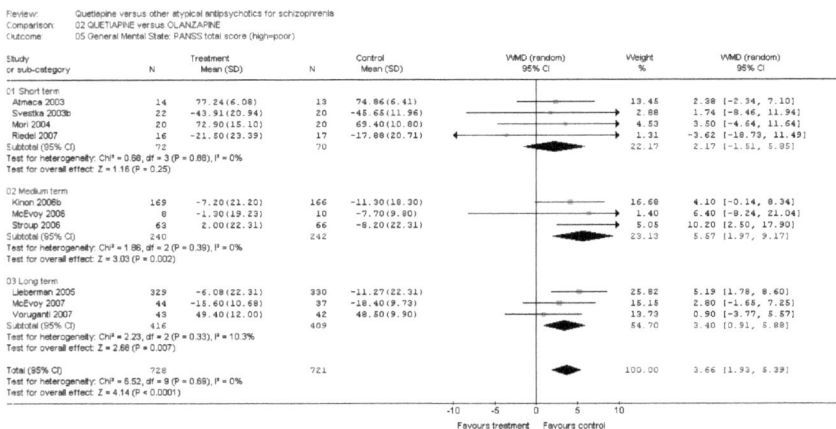

Review: Quetiapine versus other atypical antipsychotics for schizophrenia
Comparison: 02 QUETIAPINE versus OLANZAPINE
Outcome: 05 General Mental State: PANSS total score (high=poor)

Study or sub-category	N	Treatment Mean (SD)	N	Control Mean (SD)	WMD (random) 95% CI	Weight %	WMD (random) 95% CI
01 Short term							
Almaca 2003	14	77.24 (6.08)	13	74.86 (6.41)		13.45	2.38 [-2.34, 7.10]
Svestka 2003b	22	-43.91 (20.94)	20	-45.65 (11.96)		2.88	1.74 [-8.46, 11.94]
Mori 2004	20	72.90 (15.10)	20	69.40 (10.80)		4.53	3.50 [-4.54, 11.64]
Riedel 2007	16	-21.50 (23.39)	17	-17.88 (20.71)		1.31	-3.62 [-18.73, 11.49]
Subtotal (95% CI)	72		70			22.17	2.17 [-1.51, 5.85]
Test for heterogeneity: Chi² = 0.68, df = 3 (P = 0.88), I² = 0%							
Test for overall effect: Z = 1.16 (P = 0.25)							
02 Medium term							
Kinon 2006b	169	-7.20 (21.20)	166	-11.30 (18.30)		16.68	4.10 [-0.14, 8.34]
McEvoy 2006	8	-1.30 (19.23)	10	-7.70 (9.80)		1.40	6.40 [-8.24, 21.04]
Stroup 2006	63	2.00 (22.31)	66	-8.20 (22.31)		5.05	10.20 [2.50, 17.90]
Subtotal (95% CI)	240		242			23.13	5.57 [1.97, 9.17]
Test for heterogeneity: Chi² = 1.86, df = 2 (P = 0.39), I² = 0%							
Test for overall effect: Z = 3.03 (P = 0.002)							
03 Long term							
Lieberman 2005	329	-6.08 (22.31)	330	-11.27 (22.31)		25.82	5.19 [1.78, 8.60]
McEvoy 2007	44	-15.60 (10.68)	37	-18.40 (9.73)		15.15	2.80 [-1.66, 7.25]
Voruganti 2007	43	49.40 (12.00)	42	48.50 (9.90)		13.73	0.90 [-3.77, 5.57]
Subtotal (95% CI)	416		409			54.70	3.40 [0.91, 5.88]
Test for heterogeneity: Chi² = 2.23, df = 2 (P = 0.33), I² = 10.3%							
Test for overall effect: Z = 2.68 (P = 0.007)							
Total (95% CI)	728		721			100.00	3.66 [1.93, 5.39]
Test for heterogeneity: Chi² = 6.52, df = 9 (P = 0.69), I² = 0%							
Test for overall effect: Z = 4.14 (P < 0.0001)							

```
        -10   -5    0    5    10
          Favours treatment   Favours control
```

Abbildung 22: PANSS-Gesamtscore

60

Review: Quetiapine versus other atypical antipsychotics for schizophrenia
Comparison: 02 QUETIAPINE versus OLANZAPINE
Outcome: 06 Positive Symptoms: PANSS positive subscore (high=poor)

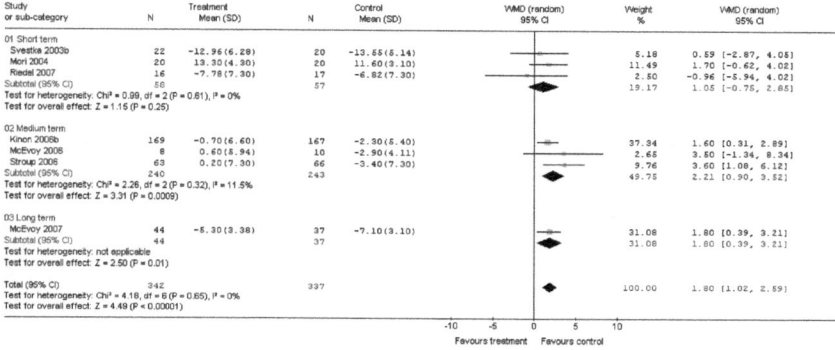

Study or sub-category	Treatment N	Mean (SD)	Control N	Mean (SD)	WMD (random) 95% CI	Weight %	WMD (random) 95% CI
01 Short term							
Svestka 2003b	22	-12.96 (6.28)	20	-13.55 (5.14)		5.18	0.59 [-2.87, 4.05]
Mori 2004	20	13.30 (4.30)	20	11.60 (3.10)		11.49	1.70 [-0.62, 4.02]
Riedel 2007	16	-7.78 (7.30)	17	-6.82 (7.30)		2.50	-0.96 [-5.94, 4.02]
Subtotal (95% CI)	58		57			19.17	1.05 [-0.75, 2.85]
Test for heterogeneity: Chi² = 0.99, df = 2 (P = 0.61), I² = 0%							
Test for overall effect: Z = 1.15 (P = 0.25)							
02 Medium term							
Kinon 2006b	169	-0.70 (6.60)	167	-2.30 (5.40)		37.34	1.60 [0.31, 2.89]
McEvoy 2006	8	0.60 (8.94)	10	-2.90 (4.11)		2.65	3.50 [-1.34, 8.34]
Stroup 2006	63	0.20 (7.30)	66	-3.40 (7.30)		9.76	3.60 [1.08, 6.12]
Subtotal (95% CI)	240		243			49.75	2.21 [0.90, 3.52]
Test for heterogeneity: Chi² = 2.26, df = 2 (P = 0.32), I² = 11.5%							
Test for overall effect: Z = 3.31 (P = 0.0009)							
03 Long term							
McEvoy 2007	44	-5.30 (3.38)	37	-7.10 (3.10)		31.08	1.80 [0.39, 3.21]
Subtotal (95% CI)	44		37			31.08	1.80 [0.39, 3.21]
Test for heterogeneity: not applicable							
Test for overall effect: Z = 2.50 (P = 0.01)							
Total (95% CI)	342		337			100.00	1.80 [1.02, 2.59]
Test for heterogeneity: Chi² = 4.18, df = 6 (P = 0.65), I² = 0%							
Test for overall effect: Z = 4.49 (P < 0.00001)							

-10   -5   0   5   10

Favours treatment   Favours control

Abbildung 23: PANSS-Teilscore für Positivsymptomatik

Review: Quetiapine versus other atypical antipsychotics for schizophrenia
Comparison: 02 QUETIAPINE versus OLANZAPINE
Outcome: 07 Positive Symptoms: no clinically important change (less than 20% SAPS total score reduction)

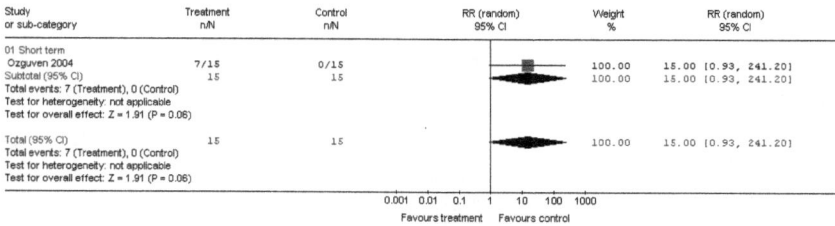

Study or sub-category	Treatment n/N	Control n/N	RR (random) 95% CI	Weight %	RR (random) 95% CI
01 Short term					
Ozguven 2004	7/15	0/15		100.00	15.00 [0.93, 241.20]
Subtotal (95% CI)	15	15		100.00	15.00 [0.93, 241.20]
Total events: 7 (Treatment), 0 (Control)					
Test for heterogeneity: not applicable					
Test for overall effect: Z = 1.91 (P = 0.06)					
Total (95% CI)	15	15		100.00	15.00 [0.93, 241.20]
Total events: 7 (Treatment), 0 (Control)					
Test for heterogeneity: not applicable					
Test for overall effect: Z = 1.91 (P = 0.06)					

0.001 0.01 0.1 1 10 100 1000

Favours treatment   Favours control

Abbildung 24: Verminderung des SAPS-Gesamtscores um weniger als 20%

Review: Quetiapine versus other atypical antipsychotics for schizophrenia
Comparison: 02 QUETIAPINE versus OLANZAPINE
Outcome: 08 Positive Symptoms: SAPS total score - percent change (high=poor)

Study or sub-category	Treatment N	Mean (SD)	Control N	Mean (SD)	WMD (random) 95% CI	Weight %	WMD (random) 95% CI
01 Short term							
Ozguven 2004	15	-18.03(27.29)	15	-58.87(19.13)		▶ 100.00	40.84 [23.97, 57.71]
Subtotal (95% CI)	15		15			▶ 100.00	40.84 [23.97, 57.71]
Test for heterogeneity: not applicable							
Test for overall effect: Z = 4.75 (P < 0.00001)							
Total (95% CI)	15		15			▶ 100.00	40.84 [23.97, 57.71]
Test for heterogeneity: not applicable							
Test for overall effect: Z = 4.75 (P < 0.00001)							

-10 -5 0 5 10
Favours treatment   Favours control

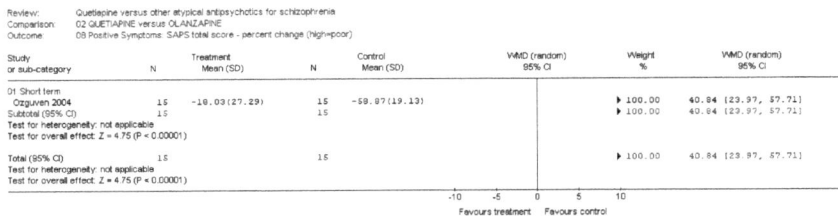

Abbildung 25: SAPS-Gesamtscore in Prozent

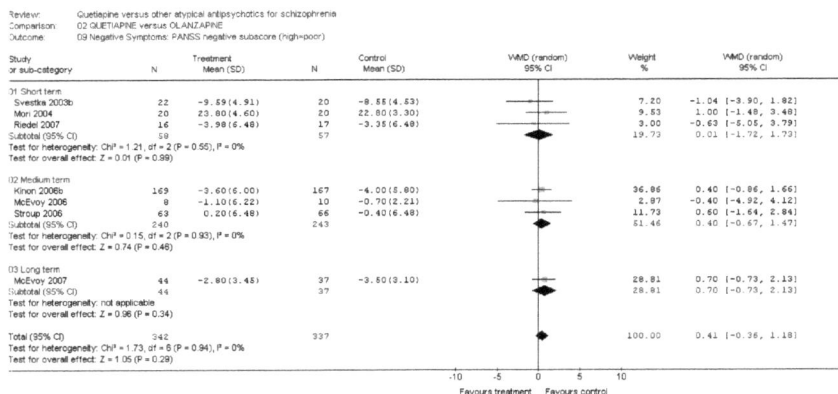

Review: Quetiapine versus other atypical antipsychotics for schizophrenia
Comparison: 02 QUETIAPINE versus OLANZAPINE
Outcome: 09 Negative Symptoms: PANSS negative subscore (high=poor)

Study or sub-category	Treatment N	Mean (SD)	Control N	Mean (SD)	WMD (random) 95% CI	Weight %	WMD (random) 95% CI
01 Short term							
Svestka 2003b	22	-9.59(4.91)	20	-8.55(4.53)		7.20	-1.04 [-3.90, 1.82]
Mori 2004	20	23.80(4.60)	20	22.80(3.30)		9.53	1.00 [-1.48, 3.48]
Riedel 2007	16	-3.98(6.48)	17	-3.35(6.48)		3.00	-0.63 [-5.05, 3.79]
Subtotal (95% CI)	58		57			19.73	0.01 [-1.72, 1.73]
Test for heterogeneity: Chi² = 1.21, df = 2 (P = 0.55), I² = 0%							
Test for overall effect: Z = 0.01 (P = 0.99)							
02 Medium term							
Kinon 2006b	169	-3.60(6.00)	167	-4.00(8.80)		36.86	0.40 [-0.86, 1.66]
McEvoy 2006	8	-1.10(6.22)	10	-0.70(2.21)		2.87	-0.40 [-4.92, 4.12]
Stroup 2006	63	0.20(6.48)	66	-0.40(6.48)		11.73	0.60 [-1.64, 2.84]
Subtotal (95% CI)	240		243			51.46	0.40 [-0.67, 1.47]
Test for heterogeneity: Chi² = 0.15, df = 2 (P = 0.93), I² = 0%							
Test for overall effect: Z = 0.74 (P = 0.46)							
03 Long term							
McEvoy 2007	44	-2.80(3.45)	37	-3.50(3.10)		28.81	0.70 [-0.73, 2.13]
Subtotal (95% CI)	44		37			28.81	0.70 [-0.73, 2.13]
Test for heterogeneity: not applicable							
Test for overall effect: Z = 0.96 (P = 0.34)							
Total (95% CI)	342		337			100.00	0.41 [-0.36, 1.18]
Test for heterogeneity: Chi² = 1.73, df = 6 (P = 0.94), I² = 0%							
Test for overall effect: Z = 1.05 (P = 0.29)							

-10 -5 0 5 10
Favours treatment   Favours control

Abbildung 26: PANSS-Teilscore für Negativsymptomatik

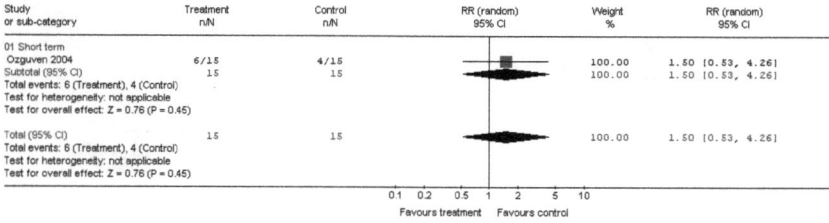

Review: Quetiapine versus other atypical antipsychotics for schizophrenia
Comparison: 02 QUETIAPINE versus OLANZAPINE
Outcome: 10 Negative Symptoms: no clinically important change (less than 20% SANS total score reduction)

Study or sub-category	Treatment n/N	Control n/N	RR (random) 95% CI	Weight %	RR (random) 95% CI
01 Short term					
Ozguven 2004	6/15	4/15		100.00	1.50 [0.53, 4.26]
Subtotal (95% CI)	15	15		100.00	1.50 [0.53, 4.26]
Total events: 6 (Treatment), 4 (Control)					
Test for heterogeneity: not applicable					
Test for overall effect: Z = 0.76 (P = 0.45)					
Total (95% CI)	15	15		100.00	1.50 [0.53, 4.26]
Total events: 6 (Treatment), 4 (Control)					
Test for heterogeneity: not applicable					
Test for overall effect: Z = 0.76 (P = 0.45)					

Abbildung 27: Verminderung des SANS-Gesamtscores um weniger als 20%

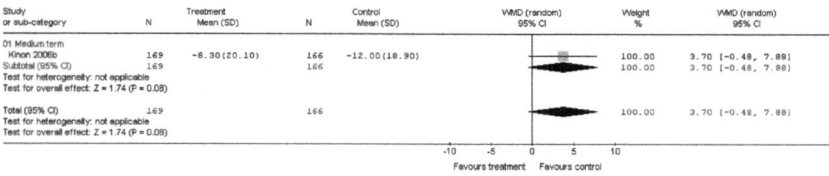

Review: Quetiapine versus other atypical antipsychotics for schizophrenia
Comparison: 02 QUETIAPINE versus OLANZAPINE
Outcome: 11 Negative Symptoms: SANS total score (high=poor)

Study or sub-category	Treatment N	Mean (SD)	Control N	Mean (SD)	WMD (random) 95% CI	Weight %	WMD (random) 95% CI
01 Medium term							
Kinon 2006b	169	-8.30(20.10)	166	-12.00(18.90)		100.00	3.70 [-0.48, 7.88]
Subtotal (95% CI)	169		166			100.00	3.70 [-0.48, 7.88]
Test for heterogeneity: not applicable							
Test for overall effect: Z = 1.74 (P = 0.08)							
Total (95% CI)	169		166			100.00	3.70 [-0.48, 7.88]
Test for heterogeneity: not applicable							
Test for overall effect: Z = 1.74 (P = 0.08)							

Abbildung 28: SANS-Gesamtscore

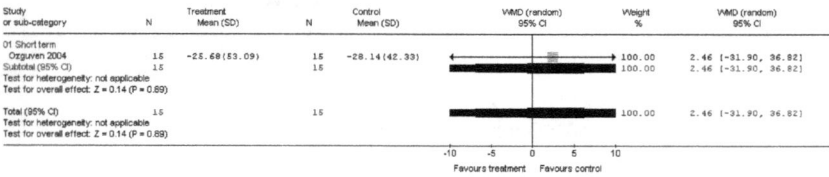

Review: Quetiapine versus other atypical antipsychotics for schizophrenia
Comparison: 02 QUETIAPINE versus OLANZAPINE
Outcome: 12 Negative Symptoms: SANS total score - percent change (high=poor)

Study or sub-category	Treatment N	Mean (SD)	Control N	Mean (SD)	WMD (random) 95% CI	Weight %	WMD (random) 95% CI
01 Short term							
Ozguven 2004	15	-25.68(53.09)	15	-28.14(42.33)		100.00	2.46 [-31.90, 36.82]
Subtotal (95% CI)	15		15			100.00	2.46 [-31.90, 36.82]
Test for heterogeneity: not applicable							
Test for overall effect: Z = 0.14 (P = 0.89)							
Total (95% CI)	15		15			100.00	2.46 [-31.90, 36.82]
Test for heterogeneity: not applicable							
Test for overall effect: Z = 0.14 (P = 0.89)							

Abbildung 29: SANS-Gesamtscore in Prozent

63

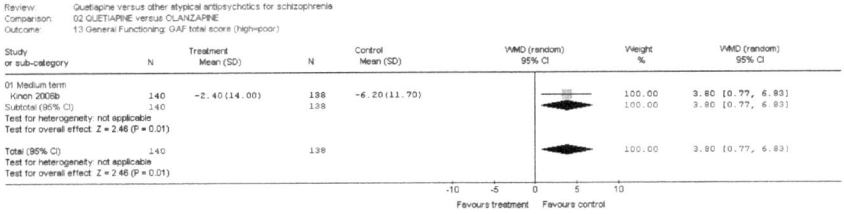

Abbildung 30: GAF-Gesamtscore

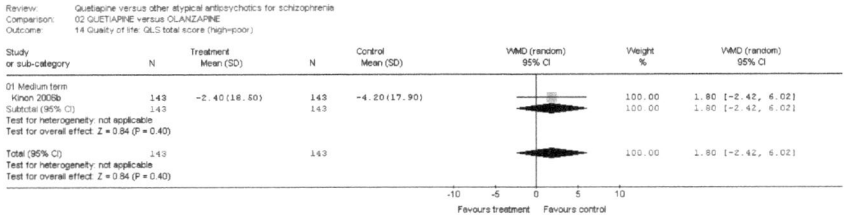

Abbildung 31: QLS-Gesamtscore

Review: Quetiapine versus other atypical antipsychotics for schizophrenia
Comparison: 02 QUETIAPINE versus OLANZAPINE
Outcome: 15 Service use: number of patients rehospitalised

Study or sub-category	Treatment n/N	Control n/N	RR (random) 95% CI	Weight %	RR (random) 95% CI
01 Medium term					
Stroup 2006	19/95	12/108		23.19	1.80 [0.92, 3.51]
Subtotal (95% CI)	95	108		23.19	1.80 [0.92, 3.51]
Total events: 19 (Treatment), 12 (Control)					
Test for heterogeneity: not applicable					
Test for overall effect: Z = 1.72 (P = 0.08)					
02 Long term					
Lieberman 2005	68/337	38/336		76.81	1.78 [1.24, 2.58]
Subtotal (95% CI)	337	336		76.81	1.78 [1.24, 2.58]
Total events: 68 (Treatment), 38 (Control)					
Test for heterogeneity: not applicable					
Test for overall effect: Z = 3.09 (P = 0.002)					
Total (95% CI)	432	444		100.00	1.79 [1.30, 2.47]
Total events: 87 (Treatment), 50 (Control)					
Test for heterogeneity: Chi² = 0.00, df = 1 (P = 0.98), I² = 0%					
Test for overall effect: Z = 3.54 (P = 0.0004)					

0.001 0.01 0.1 1 10 100 1000
Favours treatment   Favours control

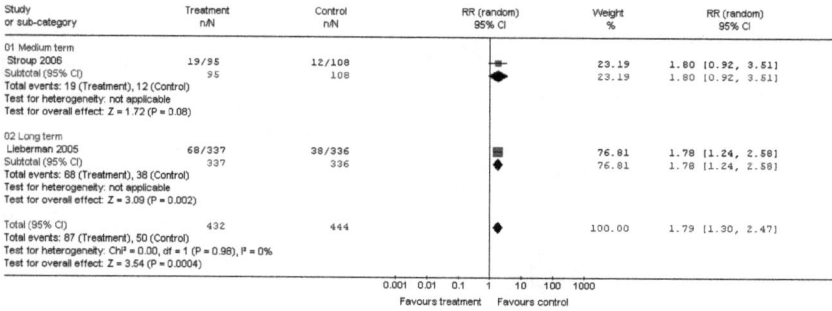

Abbildung 32: Rehospitalisierungsrate

Review: Quetiapine versus other atypical antipsychotics for schizophrenia
Comparison: 02 QUETIAPINE versus OLANZAPINE
Outcome: 16 Adverse effects: at least one adverse effect

Study or sub-category	Treatment n/N	Control n/N	RR (random) 95% CI	Weight %	RR (random) 95% CI
Lieberman 2005	220/337	235/336		71.57	0.93 [0.84, 1.04]
McEvoy 2006	10/15	14/19		3.92	0.90 [0.58, 1.42]
Sirota 2006	7/19	7/21		1.10	1.11 [0.48, 2.57]
Stroup 2006	32/95	29/108		4.45	1.25 [0.82, 1.91]
McEvoy 2007	77/134	71/133		16.91	1.08 [0.87, 1.34]
Riedel 2007	10/26	13/26		2.04	0.77 [0.41, 1.43]
Total (95% CI)	626	643		100.00	0.97 [0.88, 1.06]
Total events: 356 (Treatment), 369 (Control)					
Test for heterogeneity: Chi² = 3.59, df = 5 (P = 0.59), I² = 0%					
Test for overall effect: Z = 0.77 (P = 0.44)					

0.1 0.2 0.5 1 2 5 10
Favours treatment   Favours control

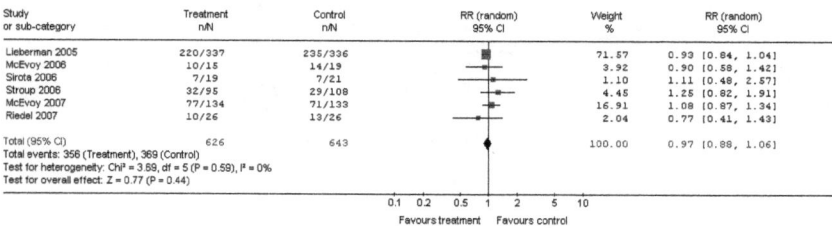

Abbildung 33: Auftreten mindestens einer Nebenwirkung

Review: Quetiapine versus other atypical antipsychotics for schizophrenia
Comparison: 02 QUETIAPINE versus OLANZAPINE
Outcome: 17 Adverse effects: cardiac effects - QTc prolongation

Study or sub-category	Treatment n/N	Control n/N	RR (random) 95% CI	Weight %	RR (random) 95% CI
Lieberman 2005	6/337	0/336		100.00	12.96 [0.73, 229.17]
Total (95% CI)	337	336		100.00	12.96 [0.73, 229.17]

Total events: 6 (Treatment), 0 (Control)
Test for heterogeneity: not applicable
Test for overall effect: Z = 1.75 (P = 0.08)

0.1 0.2 0.5 1 2 5 10
Favours treatment   Favours control

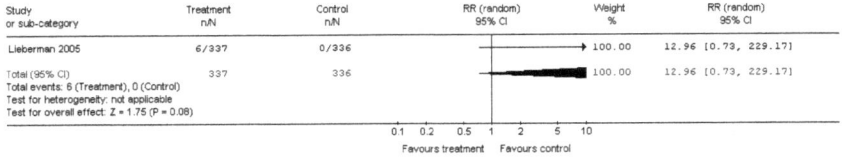

Abbildung 34: QTc-Verlängerung

Review: Quetiapine versus other atypical antipsychotics for schizophrenia
Comparison: 02 QUETIAPINE versus OLANZAPINE
Outcome: 18 Adverse effects: cardiac effects - QTc abnormalities - change from baseline in ms

Study or sub-category	N	Treatment Mean (SD)	N	Control Mean (SD)	WMD (random) 95% CI	Weight %	WMD (random) 95% CI
Svestka 2003b	14	0.64 (27.18)	14	4.43 (32.25)		4.10	-3.79 [-25.86, 18.30]
Lieberman 2005	214	5.90 (27.90)	231	1.20 (27.40)		75.83	4.70 [-0.43, 9.83]
Stroup 2006	81	1.90 (33.30)	89	-5.10 (33.00)		20.07	7.00 [-2.98, 16.98]
Total (95% CI)	309		334			100.00	4.81 [0.34, 9.28]

Test for heterogeneity: Chi² = 0.77, df = 2 (P = 0.68), I² = 0%
Test for overall effect: Z = 2.11 (P = 0.03)

-10 -5 0 5 10
Favours treatment   Favours control

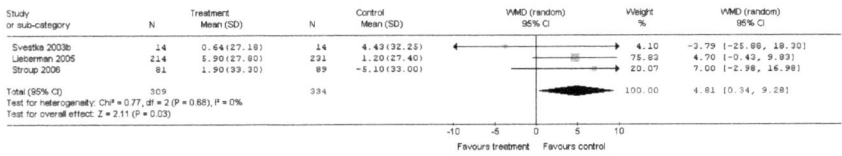

Abbildung 35: EKG-Veränderungen

66

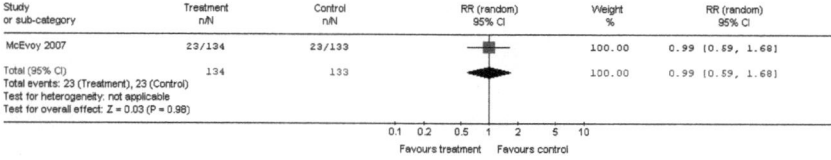

Study or sub-category	Treatment n/N	Control n/N	RR (random) 95% CI	Weight %	RR (random) 95% CI
McEvoy 2007	23/134	23/133		100.00	0.99 [0.59, 1.68]
Total (95% CI)	134	133		100.00	0.99 [0.59, 1.68]

Total events: 23 (Treatment), 23 (Control)
Test for heterogeneity: not applicable
Test for overall effect: Z = 0.03 (P = 0.98)

0.1   0.2   0.5   1   2   5   10
Favours treatment   Favours control

Abbildung 36: Cholesterinanstieg im Serum: dichotom

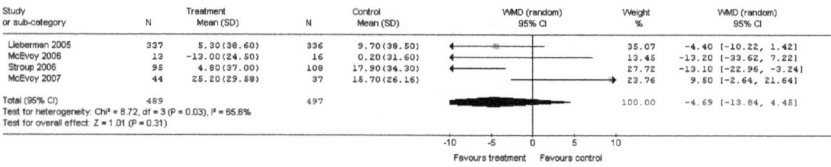

Study or sub-category	Treatment N	Mean (SD)	Control N	Mean (SD)	WMD (random) 95% CI	Weight %	WMD (random) 95% CI
Lieberman 2005	337	5.30(38.60)	336	9.70(38.50)		35.07	-4.40 [-10.22, 1.42]
McEvoy 2006	13	-13.00(24.50)	16	0.20(31.60)		13.45	-13.20 [-33.62, 7.22]
Stroup 2006	95	4.80(37.00)	108	17.90(34.30)		27.72	-13.10 [-22.96, -3.24]
McEvoy 2007	44	25.20(29.88)	37	15.70(26.16)		23.76	9.50 [-2.64, 21.64]
Total (95% CI)	489		497			100.00	-4.69 [-13.84, 4.45]

Test for heterogeneity: Chi² = 8.72, df = 3 (P = 0.03), I² = 65.6%
Test for overall effect: Z = 1.01 (P = 0.31)

-10   -5   0   5   10
Favours treatment   Favours control

Abbildung 37: Cholesterinanstieg im Serum: kontinuierlich

Review: Quetiapine versus other atypical antipsychotics for schizophrenia
Comparison: 02 QUETIAPINE versus OLANZAPINE
Outcome: 21 Adverse effects: death

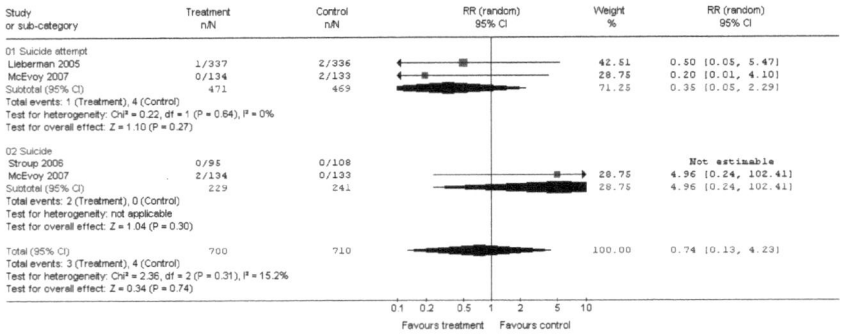

Study or sub-category	Treatment n/N	Control n/N	RR (random) 95% CI	Weight %	RR (random) 95% CI
01 Suicide attempt					
Lieberman 2005	1/337	2/336		42.51	0.50 [0.05, 5.47]
McEvoy 2007	0/134	2/133		28.75	0.20 [0.01, 4.10]
Subtotal (95% CI)	471	469		71.25	0.35 [0.05, 2.29]
Total events: 1 (Treatment), 4 (Control)					
Test for heterogeneity: Chi² = 0.22, df = 1 (P = 0.64), I² = 0%					
Test for overall effect: Z = 1.10 (P = 0.27)					
02 Suicide					
Stroup 2006	0/95	0/108			Not estimable
McEvoy 2007	2/134	0/133		28.75	4.96 [0.24, 102.41]
Subtotal (95% CI)	229	241		28.75	4.96 [0.24, 102.41]
Total events: 2 (Treatment), 0 (Control)					
Test for heterogeneity: not applicable					
Test for overall effect: Z = 1.04 (P = 0.30)					
Total (95% CI)	700	710		100.00	0.74 [0.13, 4.23]
Total events: 3 (Treatment), 4 (Control)					
Test for heterogeneity: Chi² = 2.36, df = 2 (P = 0.31), I² = 15.2%					
Test for overall effect: Z = 0.34 (P = 0.74)					

0.1   0.2   0.5   1   2   5   10
Favours treatment   Favours control

Abbildung 38: Todesfälle

Review: Quetiapine versus other atypical antipsychotics for schizophrenia
Comparison: 02 QUETIAPINE versus OLANZAPINE
Outcome: 22 Adverse effects: extrapyramidal side effects

Study or sub-category	Treatment n/N	Control n/N	RR (random) 95% CI	Weight %	RR (random) 95% CI
01 Akathisia					
Svestka 2003b	0/22	1/20		1.51	0.30 [0.01, 7.07]
Lieberman 2005	16/337	15/336		28.49	1.06 [0.53, 2.12]
Sirota 2006	3/19	3/21		6.75	1.11 [0.25, 4.83]
Stroup 2006	6/95	6/108		11.96	1.14 [0.38, 3.41]
McEvoy 2007	25/134	27/133		51.29	0.92 [0.56, 1.50]
Riedel 2007	0/26	0/26			Not estimable
Subtotal (95% CI)	633	644		100.00	0.98 [0.68, 1.40]
Total events: 50 (Treatment), 52 (Control)					
Test for heterogeneity: Chi² = 0.75, df = 4 (P = 0.95), I² = 0%					
Test for overall effect: Z = 0.14 (P = 0.89)					
02 Akinesia					
McEvoy 2007	33/134	32/133		100.00	1.02 [0.67, 1.56]
Subtotal (95% CI)	134	133		100.00	1.02 [0.67, 1.56]
Total events: 33 (Treatment), 32 (Control)					
Test for heterogeneity: not applicable					
Test for overall effect: Z = 0.11 (P = 0.91)					
03 Dystonia					
Svestka 2003b	2/22	0/20		100.00	4.57 [0.23, 89.72]
Subtotal (95% CI)	22	20		100.00	4.57 [0.23, 89.72]
Total events: 2 (Treatment), 0 (Control)					
Test for heterogeneity: not applicable					
Test for overall effect: Z = 1.00 (P = 0.32)					
04 Extrapyramidal symptoms					
Svestka 2003b	6/22	4/20		53.59	1.36 [0.45, 4.14]
Stroup 2006	7/95	4/108		46.41	1.99 [0.60, 6.59]
Subtotal (95% CI)	117	128		100.00	1.62 [0.72, 3.67]
Total events: 13 (Treatment), 8 (Control)					
Test for heterogeneity: Chi² = 0.21, df = 1 (P = 0.65), I² = 0%					
Test for overall effect: Z = 1.17 (P = 0.24)					
05 Parkinsonism					
Sirota 2006	3/19	5/21		100.00	0.66 [0.18, 2.41]
Subtotal (95% CI)	19	21		100.00	0.66 [0.18, 2.41]
Total events: 3 (Treatment), 5 (Control)					
Test for heterogeneity: not applicable					
Test for overall effect: Z = 0.62 (P = 0.53)					
06 Tremor					
Svestka 2003b	3/22	7/20		100.00	0.39 [0.12, 1.31]
Subtotal (95% CI)	22	20		100.00	0.39 [0.12, 1.31]
Total events: 3 (Treatment), 7 (Control)					
Test for heterogeneity: not applicable					
Test for overall effect: Z = 1.53 (P = 0.13)					
07 Use of antiparkinson medication					
Atmaca 2003	0/14	0/14			Not estimable
Ozguven 2004	1/15	2/15		4.76	0.50 [0.05, 4.94]
Lieberman 2005	11/337	25/336		47.15	0.44 [0.22, 0.88]
Sirota 2006	5/19	6/21		23.40	0.92 [0.33, 2.53]
McEvoy 2007	5/134	15/133		24.69	0.33 [0.12, 0.88]
Riedel 2007	0/26	0/26			Not estimable
Subtotal (95% CI)	545	545		100.00	0.49 [0.30, 0.79]
Total events: 22 (Treatment), 48 (Control)					
Test for heterogeneity: Chi² = 2.25, df = 3 (P = 0.52), I² = 0%					
Test for overall effect: Z = 2.91 (P = 0.004)					

0.001 0.01 0.1 1 10 100 1000

Favours treatment   Favours control

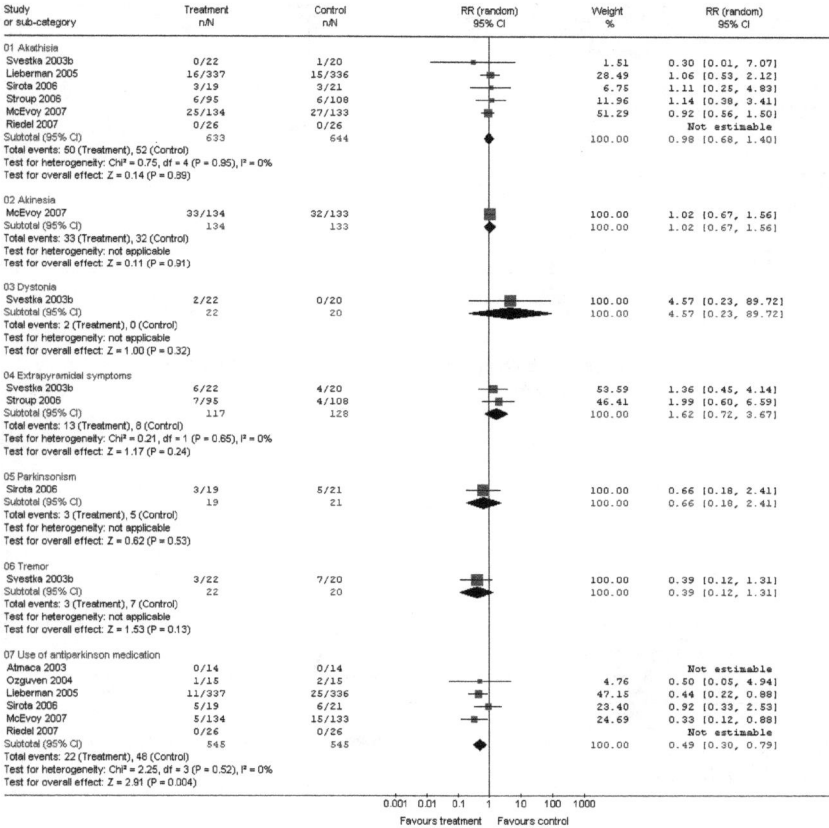

Abbildung 39: Allgemeine extrapyramidalmotorische Nebenwirkungen

Review: Quetiapine versus other atypical antipsychotics for schizophrenia
Comparison: 02 QUETIAPINE versus OLANZAPINE
Outcome: 23 Adverse effects: extrapyramidal symptoms scales

Study or sub-category	Treatment N	Mean (SD)	Control N	Mean (SD)	WMD (random) 95% CI	Weight %	WMD (random) 95% CI
01 Akathisia: Barnes Akathisia Scale (high=poor)							
Sacchetti 2004	25	-0.30(0.86)	25	-0.20(0.86)		91.79	-0.10 [-0.58, 0.38]
Subtotal (95% CI)	25		25			91.79	-0.10 [-0.58, 0.38]
Test for heterogeneity: not applicable							
Test for overall effect: Z = 0.41 (P = 0.68)							
02 Extrapyramidal symptoms: ESRS total score (high=poor)							
Riedel 2007	16	0.00(3.92)	17	0.00(3.92)		2.91	0.00 [-2.68, 2.68]
Subtotal (95% CI)	16		17			2.91	0.00 [-2.68, 2.68]
Test for heterogeneity: not applicable							
Test for overall effect: Z = 0.00 (P = 1.00)							
03 Extrapyramidal symptoms: Simpson-Angus Scale (high=poor)							
Sacchetti 2004	25	-0.40(3.58)	25	-1.00(3.58)		5.30	0.60 [-1.38, 2.58]
Subtotal (95% CI)	25		25			5.30	0.60 [-1.38, 2.58]
Test for heterogeneity: not applicable							
Test for overall effect: Z = 0.59 (P = 0.55)							
Total (95% CI)	66		67			100.00	-0.06 [-0.52, 0.40]
Test for heterogeneity: Chi² = 0.45, df = 2 (P = 0.80), I² = 0%							
Test for overall effect: Z = 0.26 (P = 0.80)							

-10   -5   0   5   10

Favours treatment Favours control

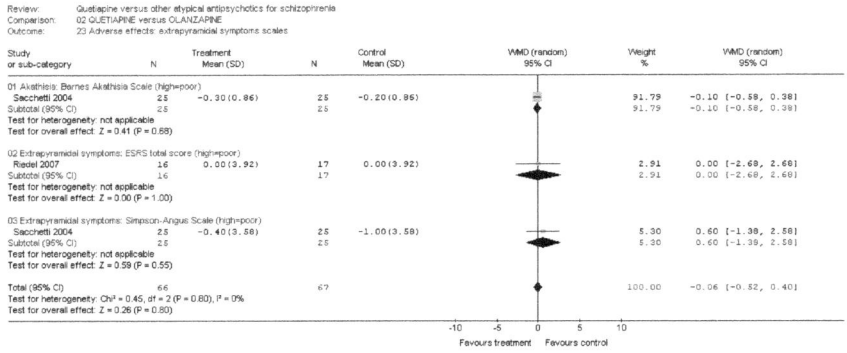

Abbildung 40: Extrapyramidalmotorische Effektskalen

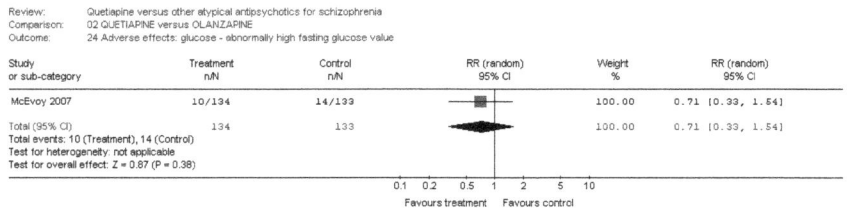

Review: Quetiapine versus other atypical antipsychotics for schizophrenia
Comparison: 02 QUETIAPINE versus OLANZAPINE
Outcome: 24 Adverse effects: glucose - abnormally high fasting glucose value

Study or sub-category	Treatment n/N	Control n/N	RR (random) 95% CI	Weight %	RR (random) 95% CI
McEvoy 2007	10/134	14/133		100.00	0.71 [0.33, 1.54]
Total (95% CI)	134	133		100.00	0.71 [0.33, 1.54]
Total events: 10 (Treatment), 14 (Control)					
Test for heterogeneity: not applicable					
Test for overall effect: Z = 0.87 (P = 0.38)					

0.1 0.2 0.5 1 2 5 10

Favours treatment Favours control

Abbildung 41: Anstieg des Nüchternblutzuckers: dichotom

70

Review: Quetiapine versus other atypical antipsychotics for schizophrenia
Comparison: 02 QUETIAPINE versus OLANZAPINE
Outcome: 25 Adverse effects: glucose - change from baseline in mg/dl

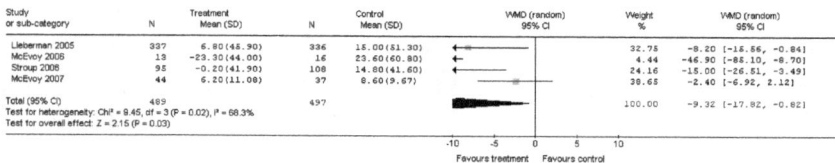

Study or sub-category	N	Treatment Mean (SD)	N	Control Mean (SD)	WMD (random) 95% CI	Weight %	WMD (random) 95% CI
Lieberman 2005	337	6.80(48.90)	336	18.00(51.30)		32.75	-8.20 [-18.56, -0.84]
McEvoy 2006	13	-23.30(44.00)	16	23.60(60.80)		4.44	-46.90 [-85.10, -8.70]
Stroup 2006	95	-0.20(41.90)	108	14.80(41.60)		24.16	-15.00 [-26.51, -3.49]
McEvoy 2007	44	6.20(11.08)	37	8.60(9.67)		38.65	-2.40 [-6.92, 2.12]
Total (95% CI)	489		497			100.00	-9.32 [-17.82, -0.82]

Test for heterogeneity: Chi² = 9.45, df = 3 (P = 0.02), I² = 68.3%
Test for overall effect: Z = 2.15 (P = 0.03)

-10   -5   0   5   10
Favours treatment   Favours control

Abbildung 42: Anstieg des Nüchternblutzuckers: kontinuierlich

Review: Quetiapine versus other atypical antipsychotics for schizophrenia
Comparison: 02 QUETIAPINE versus OLANZAPINE
Outcome: 26 Adverse effects: prolactin associated side effects

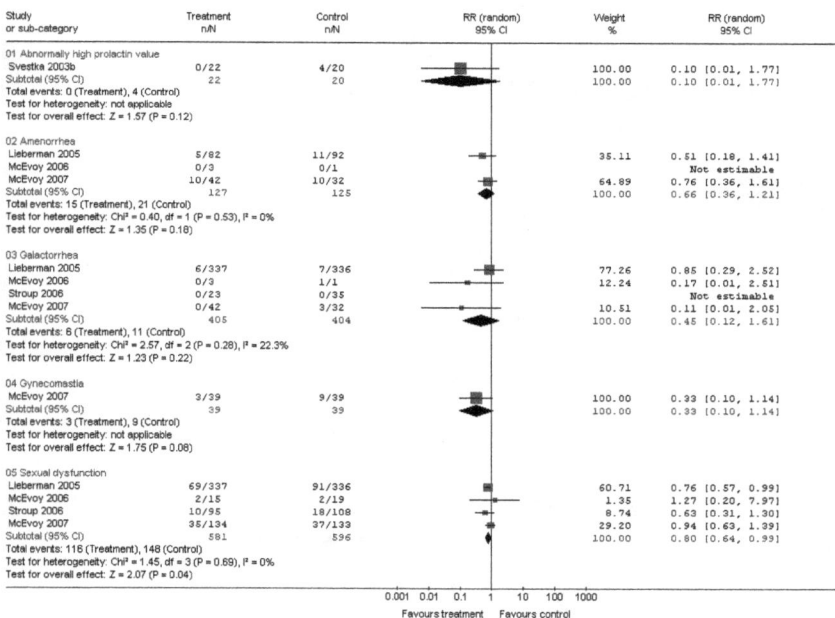

Study or sub-category	Treatment n/N	Control n/N	RR (random) 95% CI	Weight %	RR (random) 95% CI
01 Abnormally high prolactin value					
Svestka 2003b	0/22	4/20		100.00	0.10 [0.01, 1.77]
Subtotal (95% CI)	22	20		100.00	0.10 [0.01, 1.77]
Total events: 0 (Treatment), 4 (Control)					
Test for heterogeneity: not applicable					
Test for overall effect: Z = 1.57 (P = 0.12)					
02 Amenorrhea					
Lieberman 2005	5/82	11/92		35.11	0.51 [0.18, 1.41]
McEvoy 2006	0/3	0/1			Not estimable
McEvoy 2007	10/42	10/32		64.89	0.76 [0.36, 1.61]
Subtotal (95% CI)	127	125		100.00	0.66 [0.36, 1.21]
Total events: 15 (Treatment), 21 (Control)					
Test for heterogeneity: Chi² = 0.40, df = 1 (P = 0.53), I² = 0%					
Test for overall effect: Z = 1.35 (P = 0.18)					
03 Galactorrhea					
Lieberman 2005	6/337	7/336		77.26	0.85 [0.29, 2.52]
McEvoy 2006	0/3	1/1		12.24	0.17 [0.01, 2.61]
Stroup 2006	0/23	0/35			Not estimable
McEvoy 2007	0/42	3/32		10.51	0.11 [0.01, 2.05]
Subtotal (95% CI)	405	404		100.00	0.45 [0.12, 1.61]
Total events: 6 (Treatment), 11 (Control)					
Test for heterogeneity: Chi² = 2.57, df = 2 (P = 0.28), I² = 22.3%					
Test for overall effect: Z = 1.23 (P = 0.22)					
04 Gynecomastia					
McEvoy 2007	3/39	9/39		100.00	0.33 [0.10, 1.14]
Subtotal (95% CI)	39	39		100.00	0.33 [0.10, 1.14]
Total events: 3 (Treatment), 9 (Control)					
Test for heterogeneity: not applicable					
Test for overall effect: Z = 1.75 (P = 0.08)					
05 Sexual dysfunction					
Lieberman 2005	69/337	91/336		60.71	0.76 [0.57, 0.99]
McEvoy 2006	2/15	2/19		1.35	1.27 [0.20, 7.97]
Stroup 2006	10/95	18/108		8.74	0.63 [0.31, 1.30]
McEvoy 2007	35/134	37/133		29.20	0.94 [0.63, 1.39]
Subtotal (95% CI)	581	596		100.00	0.80 [0.64, 0.99]
Total events: 116 (Treatment), 148 (Control)					
Test for heterogeneity: Chi² = 1.45, df = 3 (P = 0.69), I² = 0%					
Test for overall effect: Z = 2.07 (P = 0.04)					

0.001 0.01 0.1 1 10 100 1000
Favours treatment   Favours control

Abbildung 43: Prolaktin assoziierte Nebenwirkungen

Review: Quetiapine versus other atypical antipsychotics for schizophrenia
Comparison: 02 QUETIAPINE versus OLANZAPINE
Outcome: 27 Adverse effects: prolactin - change from baseline in ng/ml

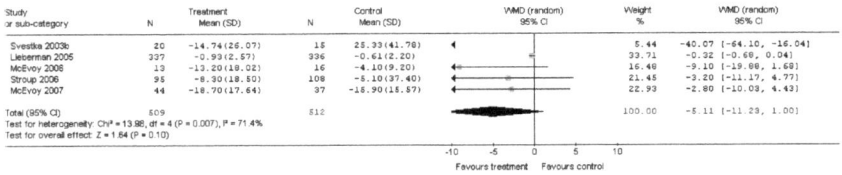

Study or sub-category	Treatment N	Mean (SD)	Control N	Mean (SD)	WMD (random) 95% CI	Weight %	WMD (random) 95% CI
Svestka 2003b	20	-14.74(26.07)	15	25.33(41.78)		5.44	-40.07 [-64.10, -16.04]
Lieberman 2005	337	-0.93(2.57)	336	-0.61(2.20)		33.71	-0.32 [-0.68, 0.04]
McEvoy 2006	13	-13.20(18.02)	16	-4.10(9.20)		16.46	-9.10 [-19.88, 1.68]
Stroup 2006	95	-8.30(18.50)	108	-5.10(37.40)		21.45	-3.20 [-11.17, 4.77]
McEvoy 2007	44	-18.70(17.64)	37	-15.90(15.57)		22.93	-2.80 [-10.03, 4.43]
Total (95% CI)	509		512			100.00	-5.11 [-11.23, 1.00]

Test for heterogeneity: Chi² = 13.88, df = 4 (P = 0.007), I² = 71.4%
Test for overall effect: Z = 1.64 (P = 0.10)

-10   -5   0   5   10
Favours treatment   Favours control

Abbildung 44: Prolaktinanstieg im Serum

Review: Quetiapine versus other atypical antipsychotics for schizophrenia
Comparison: 02 QUETIAPINE versus OLANZAPINE
Outcome: 28 Adverse effects: sedation

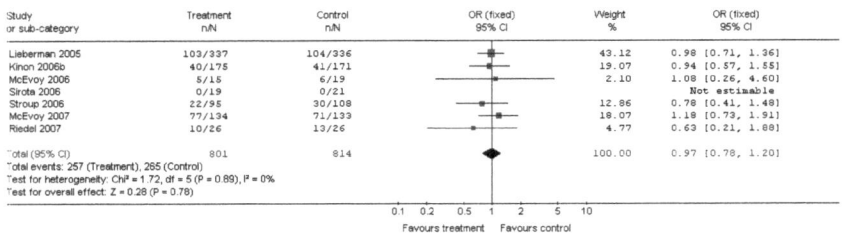

Study or sub-category	Treatment n/N	Control n/N	OR (fixed) 95% CI	Weight %	OR (fixed) 95% CI
Lieberman 2005	103/337	104/336		43.12	0.98 [0.71, 1.36]
Kinon 2006b	40/175	41/171		19.07	0.94 [0.57, 1.55]
McEvoy 2006	5/15	6/19		2.10	1.08 [0.26, 4.60]
Sirota 2006	0/19	0/21			Not estimable
Stroup 2006	22/95	30/108		12.86	0.78 [0.41, 1.48]
McEvoy 2007	77/134	71/133		18.07	1.18 [0.73, 1.91]
Riedel 2007	10/26	13/26		4.77	0.63 [0.21, 1.88]
Total (95% CI)	801	814		100.00	0.97 [0.78, 1.20]

Total events: 257 (Treatment), 265 (Control)
Test for heterogeneity: Chi² = 1.72, df = 5 (P = 0.89), I² = 0%
Test for overall effect: Z = 0.28 (P = 0.78)

0.1   0.2   0.5   1   2   5   10
Favours treatment   Favours control

Abbildung 45: Verstärkte Müdigkeit

Review: Quetiapine versus other atypical antipsychotics for schizophrenia
Comparison: 02 QUETIAPINE versus OLANZAPINE
Outcome: 29 Adverse effects: seizures

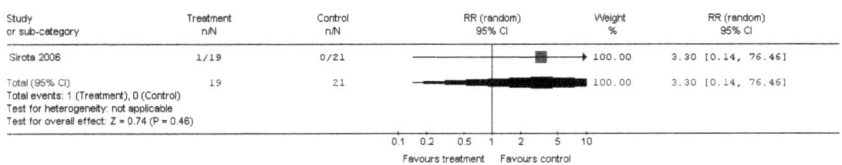

Study or sub-category	Treatment n/N	Control n/N	RR (random) 95% CI	Weight %	RR (random) 95% CI
Sirota 2006	1/19	0/21		100.00	3.30 [0.14, 76.46]
Total (95% CI)	19	21		100.00	3.30 [0.14, 76.46]

Total events: 1 (Treatment), 0 (Control)
Test for heterogeneity: not applicable
Test for overall effect: Z = 0.74 (P = 0.46)

0.1   0.2   0.5   1   2   5   10
Favours treatment   Favours control

Abbildung 46: Krampfanfälle

72

Review: Quetiapine versus other atypical antipsychotics for schizophrenia
Comparison: 02 QUETIAPINE versus OLANZAPINE
Outcome: 30 Adverse effects: weight gain

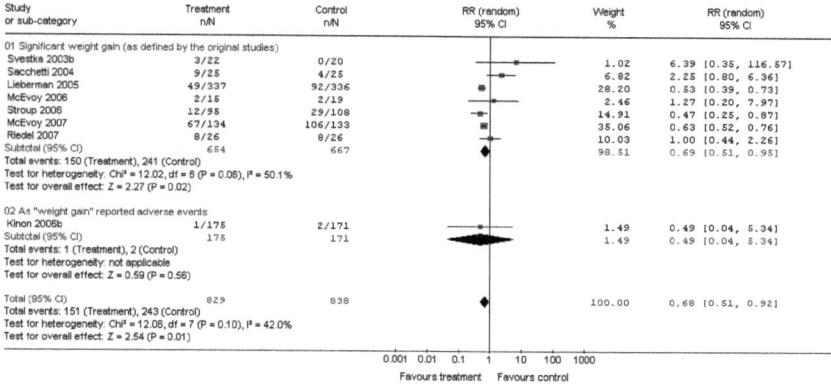

Study or sub-category	Treatment n/N	Control n/N	RR (random) 95% CI	Weight %	RR (random) 95% CI
01 Significant weight gain (as defined by the original studies)					
Svestka 2003b	3/22	0/20		1.02	6.39 [0.35, 116.57]
Sacchetti 2004	9/25	4/25		6.82	2.25 [0.80, 6.36]
Lieberman 2005	49/337	92/336		28.20	0.53 [0.39, 0.73]
McEvoy 2006	2/15	2/19		2.46	1.27 [0.20, 7.97]
Stroup 2006	12/95	29/108		14.91	0.47 [0.25, 0.87]
McEvoy 2007	67/134	106/133		35.06	0.63 [0.52, 0.76]
Riedel 2007	8/26	8/26		10.03	1.00 [0.44, 2.26]
Subtotal (95% CI)	654	667		98.51	0.69 [0.51, 0.95]
Total events: 150 (Treatment), 241 (Control)					
Test for heterogeneity: Chi² = 12.02, df = 6 (P = 0.06), I² = 50.1%					
Test for overall effect: Z = 2.27 (P = 0.02)					
02 As "weight gain" reported adverse events					
Kinon 2006b	1/175	2/171		1.49	0.49 [0.04, 5.34]
Subtotal (95% CI)	175	171		1.49	0.49 [0.04, 5.34]
Total events: 1 (Treatment), 2 (Control)					
Test for heterogeneity: not applicable					
Test for overall effect: Z = 0.59 (P = 0.56)					
Total (95% CI)	829	838		100.00	0.68 [0.51, 0.92]
Total events: 151 (Treatment), 243 (Control)					
Test for heterogeneity: Chi² = 12.06, df = 7 (P = 0.10), I² = 42.0%					
Test for overall effect: Z = 2.54 (P = 0.01)					

0.001 0.01 0.1 1 10 100 1000
Favours treatment   Favours control

Abbildung 47: Gewichtszunahme: dichotom

Review: Quetiapine versus other atypical antipsychotics for schizophrenia
Comparison: 02 QUETIAPINE versus OLANZAPINE
Outcome: 31 Adverse effects: weight gain - change from baseline in kg

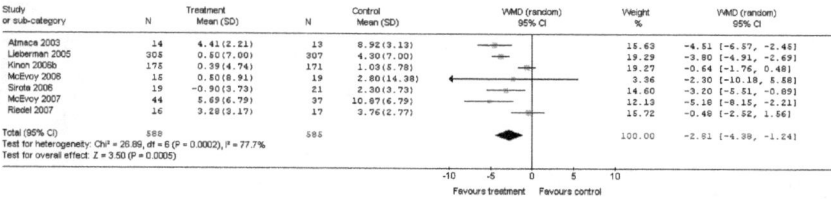

Study or sub-category	N	Treatment Mean (SD)	N	Control Mean (SD)	WMD (random) 95% CI	Weight %	WMD (random) 95% CI
Atmaca 2003	14	4.41 (2.21)	13	8.92 (3.13)		15.63	-4.51 [-6.57, -2.45]
Lieberman 2005	305	0.50 (7.00)	307	4.30 (7.00)		19.29	-3.80 [-4.91, -2.69]
Kinon 2006b	175	0.39 (4.74)	171	1.03 (5.78)		19.27	-0.64 [-1.76, 0.48]
McEvoy 2006	15	0.50 (8.91)	19	2.80 (14.38)		3.36	-2.30 [-10.18, 5.58]
Sirota 2006	19	-0.90 (3.73)	21	2.30 (3.73)		14.60	-3.20 [-5.51, -0.89]
McEvoy 2007	44	5.69 (6.79)	37	10.87 (6.79)		12.13	-5.18 [-8.15, -2.21]
Riedel 2007	16	3.28 (3.17)	17	3.76 (2.77)		15.72	-0.48 [-2.52, 1.56]
Total (95% CI)	588		585			100.00	-2.81 [-4.38, -1.24]
Test for heterogeneity: Chi² = 26.89, df = 6 (P = 0.0002), I² = 77.7%							
Test for overall effect: Z = 3.50 (P = 0.0005)							

-10 -5 0 5 10
Favours treatment   Favours control

Abbildung 48: Gewichtszunahme: kontinuierlich

9.3 Vergleich von Quetiapin mit Risperidon

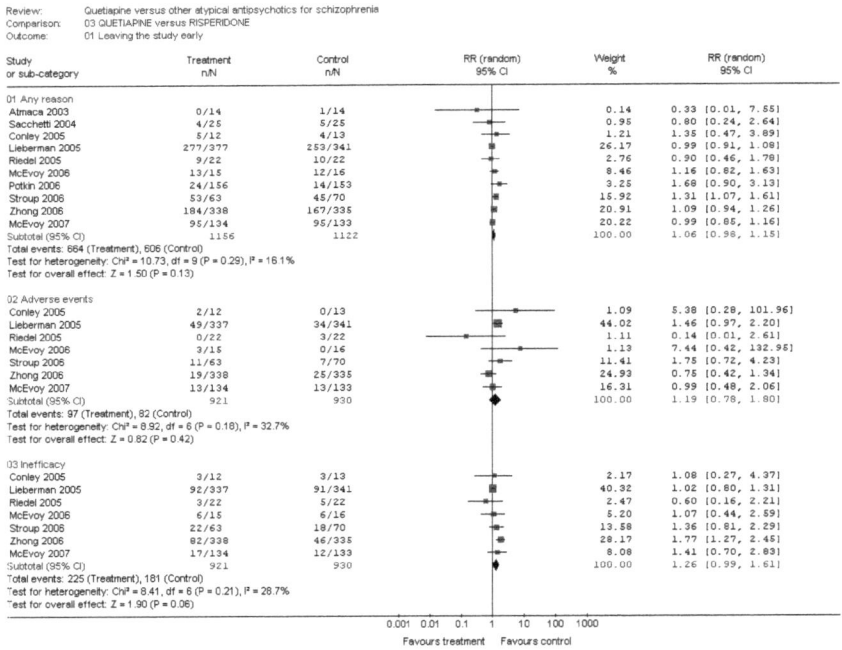

Review: Quetiapine versus other atypical antipsychotics for schizophrenia
Comparison: 03 QUETIAPINE versus RISPERIDONE
Outcome: 01 Leaving the study early

Study or sub-category	Treatment n/N	Control n/N	RR (random) 95% CI	Weight %	RR (random) 95% CI
01 Any reason					
Atmaca 2003	0/14	1/14		0.14	0.33 [0.01, 7.55]
Sacchetti 2004	4/25	5/25		0.95	0.80 [0.24, 2.64]
Conley 2005	5/12	4/13		1.21	1.35 [0.47, 3.89]
Lieberman 2005	277/377	253/341		26.17	0.99 [0.91, 1.08]
Riedel 2005	9/22	10/22		2.76	0.90 [0.46, 1.78]
McEvoy 2006	13/15	12/16		8.46	1.16 [0.82, 1.63]
Potkin 2006	24/156	14/153		3.25	1.68 [0.90, 3.13]
Stroup 2006	53/63	45/70		15.92	1.31 [1.07, 1.61]
Zhong 2006	184/338	167/335		20.91	1.09 [0.94, 1.26]
McEvoy 2007	95/134	95/133		20.22	0.99 [0.85, 1.16]
Subtotal (95% CI)	1156	1122		100.00	1.06 [0.98, 1.15]
Total events: 664 (Treatment), 606 (Control)					
Test for heterogeneity: Chi² = 10.73, df = 9 (P = 0.29), I² = 16.1%					
Test for overall effect: Z = 1.50 (P = 0.13)					
02 Adverse events					
Conley 2005	2/12	0/13		1.09	5.38 [0.28, 101.96]
Lieberman 2005	49/337	34/341		44.02	1.46 [0.97, 2.20]
Riedel 2005	0/22	3/22		1.11	0.14 [0.01, 2.61]
McEvoy 2006	3/15	0/16		1.13	7.44 [0.42, 132.98]
Stroup 2006	11/63	7/70		11.41	1.75 [0.72, 4.23]
Zhong 2006	19/338	25/335		24.93	0.75 [0.42, 1.34]
McEvoy 2007	13/134	13/133		16.31	0.99 [0.48, 2.06]
Subtotal (95% CI)	921	930		100.00	1.19 [0.78, 1.80]
Total events: 97 (Treatment), 82 (Control)					
Test for heterogeneity: Chi² = 8.92, df = 6 (P = 0.18), I² = 32.7%					
Test for overall effect: Z = 0.82 (P = 0.42)					
03 Inefficacy					
Conley 2005	3/12	3/13		2.17	1.08 [0.27, 4.37]
Lieberman 2005	92/337	91/341		40.32	1.02 [0.80, 1.31]
Riedel 2005	3/22	5/22		2.47	0.60 [0.16, 2.21]
McEvoy 2006	6/15	6/16		5.20	1.07 [0.44, 2.59]
Stroup 2006	22/63	18/70		13.58	1.36 [0.81, 2.29]
Zhong 2006	82/338	46/335		28.17	1.77 [1.27, 2.45]
McEvoy 2007	17/134	12/133		8.08	1.41 [0.70, 2.83]
Subtotal (95% CI)	921	930		100.00	1.26 [0.99, 1.61]
Total events: 225 (Treatment), 181 (Control)					
Test for heterogeneity: Chi² = 8.41, df = 6 (P = 0.21), I² = 28.7%					
Test for overall effect: Z = 1.90 (P = 0.06)					

0.001 0.01 0.1 1 10 100 1000

Favours treatment   Favours control

Abbildung 49: Vorzeitiger Studienabbruch

Review: Quetiapine versus other atypical antipsychotics for schizophrenia
Comparison: 03 QUETIAPINE versus RISPERIDONE
Outcome: 02 Response (as def. by the original studies)

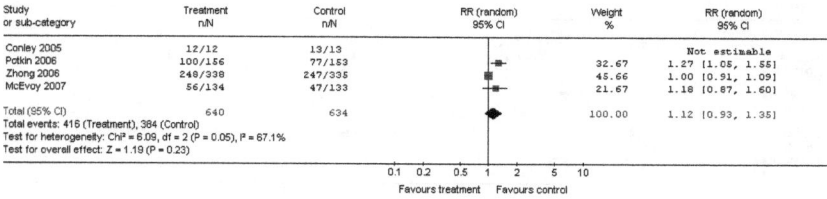

Study or sub-category	Treatment n/N	Control n/N	RR (random) 95% CI	Weight %	RR (random) 95% CI
Conley 2005	12/12	13/13			Not estimable
Potkin 2006	100/156	77/153		32.67	1.27 [1.05, 1.55]
Zhong 2006	248/338	247/335		45.66	1.00 [0.91, 1.09]
McEvoy 2007	56/134	47/133		21.67	1.18 [0.87, 1.60]
Total (95% CI)	640	634		100.00	1.12 [0.93, 1.35]

Total events: 416 (Treatment), 384 (Control)
Test for heterogeneity: Chi² = 6.09, df = 2 (P = 0.05), I² = 67.1%
Test for overall effect: Z = 1.19 (P = 0.23)

0.1 0.2 0.5 1 2 5 10
Favours treatment   Favours control

Abbildung 50: Ansprechen des Medikaments (gemäß Def.)

Review: Quetiapine versus other atypical antipsychotics for schizophrenia
Comparison: 03 QUETIAPINE versus RISPERIDONE
Outcome: 03 Global State: no clinically important change (as defined by the original studies)

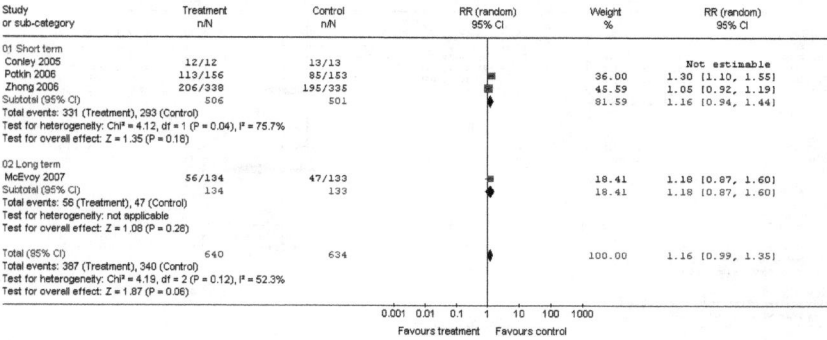

Study or sub-category	Treatment n/N	Control n/N	RR (random) 95% CI	Weight %	RR (random) 95% CI
01 Short term					
Conley 2005	12/12	13/13			Not estimable
Potkin 2006	113/156	85/153		36.00	1.30 [1.10, 1.55]
Zhong 2006	206/338	195/335		45.59	1.05 [0.92, 1.19]
Subtotal (95% CI)	506	501		81.59	1.16 [0.94, 1.44]
Total events: 331 (Treatment), 293 (Control)					
Test for heterogeneity: Chi² = 4.12, df = 1 (P = 0.04), I² = 75.7%					
Test for overall effect: Z = 1.35 (P = 0.18)					
02 Long term					
McEvoy 2007	56/134	47/133		18.41	1.18 [0.87, 1.60]
Subtotal (95% CI)	134	133		18.41	1.18 [0.87, 1.60]
Total events: 56 (Treatment), 47 (Control)					
Test for heterogeneity: not applicable					
Test for overall effect: Z = 1.08 (P = 0.28)					
Total (95% CI)	640	634		100.00	1.16 [0.99, 1.35]

Total events: 387 (Treatment), 340 (Control)
Test for heterogeneity: Chi² = 4.19, df = 2 (P = 0.12), I² = 52.3%
Test for overall effect: Z = 1.87 (P = 0.06)

0.001 0.01 0.1 1 10 100 1000
Favours treatment   Favours control

Abbildung 51: Klinischer Allgemeinzustand (gemäß Def.)

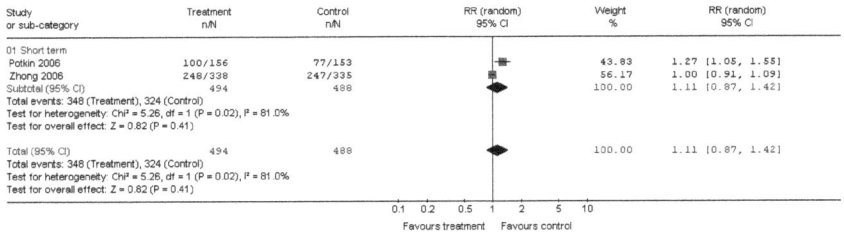

Study or sub-category	Treatment n/N	Control n/N	RR (random) 95% CI	Weight %	RR (random) 95% CI
01 Short term					
Potkin 2006	100/156	77/153		43.83	1.27 [1.05, 1.55]
Zhong 2006	248/338	247/335		56.17	1.00 [0.91, 1.09]
Subtotal (95% CI)	494	488		100.00	1.11 [0.87, 1.42]
Total events: 348 (Treatment), 324 (Control)					
Test for heterogeneity: Chi² = 5.26, df = 1 (P = 0.02), I² = 81.0%					
Test for overall effect: Z = 0.82 (P = 0.41)					
Total (95% CI)	494	488		100.00	1.11 [0.87, 1.42]
Total events: 348 (Treatment), 324 (Control)					
Test for heterogeneity: Chi² = 5.26, df = 1 (P = 0.02), I² = 81.0%					
Test for overall effect: Z = 0.82 (P = 0.41)					

0.1   0.2   0.5   1   2   5   10
Favours treatment   Favours control

Abbildung 52: Allgemeines psychisches Befinden (gemäß Def.)

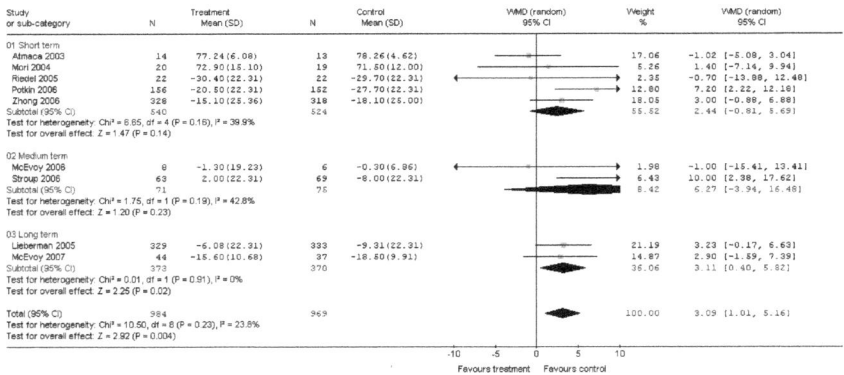

Study or sub-category	N	Treatment Mean (SD)	N	Control Mean (SD)	WMD (random) 95% CI	Weight %	WMD (random) 95% CI
01 Short term							
Atmaca 2003	14	77.24 (6.08)	13	78.26 (4.62)		17.06	-1.02 [-5.08, 3.04]
Mori 2004	20	72.90 (15.10)	19	71.50 (12.00)		5.26	1.40 [-7.14, 9.94]
Riedel 2005	22	-30.40 (22.31)	22	-29.70 (22.31)		2.35	-0.70 [-13.98, 12.48]
Potkin 2006	156	-20.50 (22.31)	152	-27.70 (22.31)		12.80	7.20 [2.22, 12.18]
Zhong 2006	328	-15.10 (25.36)	318	-18.10 (25.00)		18.05	3.00 [-0.89, 6.89]
Subtotal (95% CI)	540		524			55.52	2.44 [-0.81, 5.69]
Test for heterogeneity: Chi² = 8.85, df = 4 (P = 0.15), I² = 39.9%							
Test for overall effect: Z = 1.47 (P = 0.14)							
02 Medium term							
McEvoy 2006	8	-1.30 (19.23)	6	-0.30 (6.96)		1.98	-1.00 [-16.41, 13.41]
Stroup 2006	63	2.00 (22.31)	69	-8.00 (22.31)		6.43	10.00 [2.38, 17.62]
Subtotal (95% CI)	71		75			8.42	6.27 [-3.94, 16.48]
Test for heterogeneity: Chi² = 1.75, df = 1 (P = 0.19), I² = 42.8%							
Test for overall effect: Z = 1.20 (P = 0.23)							
03 Long term							
Lieberman 2005	329	-6.08 (22.31)	333	-9.31 (22.31)		21.19	3.23 [-0.17, 6.63]
McEvoy 2007	44	-15.60 (10.68)	37	-18.50 (9.91)		14.87	2.90 [-1.59, 7.39]
Subtotal (95% CI)	373		370			36.06	3.11 [0.40, 5.82]
Test for heterogeneity: Chi² = 0.01, df = 1 (P = 0.91), I² = 0%							
Test for overall effect: Z = 2.25 (P = 0.02)							
Total (95% CI)	984		969			100.00	3.09 [1.01, 5.16]
Test for heterogeneity: Chi² = 10.50, df = 8 (P = 0.23), I² = 23.8%							
Test for overall effect: Z = 2.92 (P = 0.004)							

-10   -5   0   5   10
Favours treatment   Favours control

Abbildung 53: PANSS-Gesamtscore

Review: Quetiapine versus other atypical antipsychotics for schizophrenia
Comparison: 03 QUETIAPINE versus RISPERIDONE
Outcome: 06 General Mental State (less than 20% BPRS total score reduction)

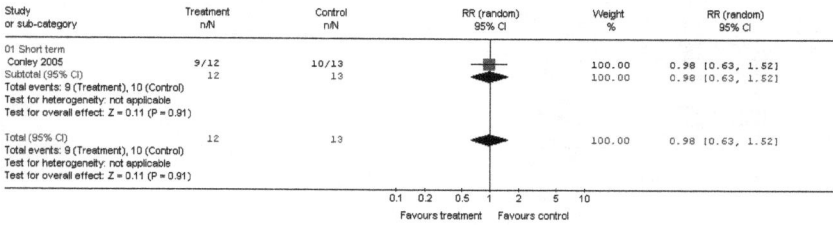

Study or sub-category	Treatment n/N	Control n/N	RR (random) 95% CI	Weight %	RR (random) 95% CI
01 Short term					
Conley 2005	9/12	10/13		100.00	0.98 [0.63, 1.52]
Subtotal (95% CI)	12	13		100.00	0.98 [0.63, 1.52]
Total events: 9 (Treatment), 10 (Control)					
Test for heterogeneity: not applicable					
Test for overall effect: Z = 0.11 (P = 0.91)					
Total (95% CI)	12	13		100.00	0.98 [0.63, 1.52]
Total events: 9 (Treatment), 10 (Control)					
Test for heterogeneity: not applicable					
Test for overall effect: Z = 0.11 (P = 0.91)					

0.1 0.2 0.5   1   2   5   10
Favours treatment   Favours control

Abbildung 54: Allgemeines psychisches Befinden (gemäß Def.)

Review: Quetiapine versus other atypical antipsychotics for schizophrenia
Comparison: 03 QUETIAPINE versus RISPERIDONE
Outcome: 07 General Mental State: BPRS total score (high=poor)

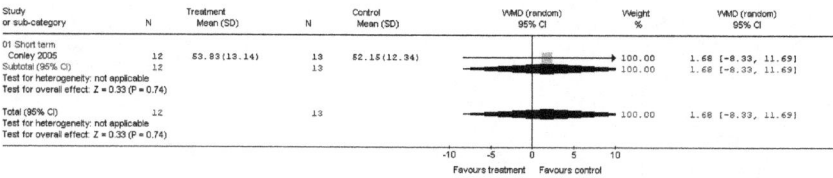

Study or sub-category	N	Treatment Mean (SD)	N	Control Mean (SD)	WMD (random) 95% CI	Weight %	WMD (random) 95% CI
01 Short term							
Conley 2005	12	53.83 (13.14)	13	52.15 (12.34)		100.00	1.68 [-8.33, 11.69]
Subtotal (95% CI)	12		13			100.00	1.68 [-8.33, 11.69]
Test for heterogeneity: not applicable							
Test for overall effect: Z = 0.33 (P = 0.74)							
Total (95% CI)	12		13			100.00	1.68 [-8.33, 11.69]
Test for heterogeneity: not applicable							
Test for overall effect: Z = 0.33 (P = 0.74)							

-10   -5   0   5   10
Favours treatment   Favours control

Abbildung 55: BPRS-Gesamtscore

77

Review: Quetiapine versus other atypical antipsychotics for schizophrenia
Comparison: 03 QUETIAPINE versus RISPERIDONE
Outcome: 08 Positive Symptoms (less than 40% PANSS positive reduction)

Study or sub-category	Treatment n/N	Control n/N	RR (random) 95% CI	Weight %	RR (random) 95% CI
01 Short term					
Zhong 2006	222/338	220/335		100.00	1.00 [0.90, 1.12]
Subtotal (95% CI)	338	335		100.00	1.00 [0.90, 1.12]
Total events: 222 (Treatment), 220 (Control)					
Test for heterogeneity: not applicable					
Test for overall effect: Z = 0.00 (P = 1.00)					
Total (95% CI)	338	335		100.00	1.00 [0.90, 1.12]
Total events: 222 (Treatment), 220 (Control)					
Test for heterogeneity: not applicable					
Test for overall effect: Z = 0.00 (P = 1.00)					

0.1 0.2 0.5 1 2 5 10
Favours treatment   Favours control

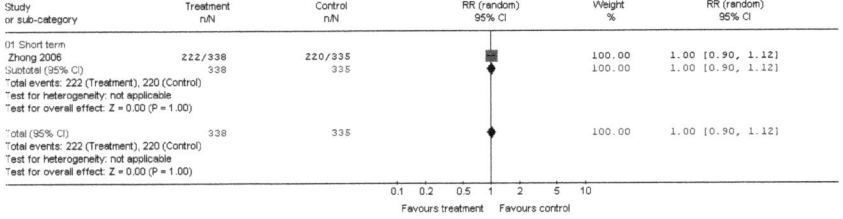

Abbildung 56: Positivsymptomatik (gemäß Def.)

Review: Quetiapine versus other atypical antipsychotics for schizophrenia
Comparison: 03 QUETIAPINE versus RISPERIDONE
Outcome: 09 Positive Symptoms: PANSS positive subscore (high=poor)

Study or sub-category	N	Treatment Mean (SD)	N	Control Mean (SD)	WMD (random) 95% CI	Weight %	WMD (random) 95% CI
01 Short term							
Mori 2004	20	13.30(4.30)	19	10.80(2.20)		9.53	2.50 [0.37, 4.63]
Riedel 2005	22	-3.80(7.30)	22	-7.60(7.30)		2.32	3.80 [-0.51, 8.11]
Potkin 2006	156	-5.90(6.24)	152	-8.70(6.16)		22.52	2.80 [1.42, 4.18]
Zhong 2006	328	-4.50(7.24)	318	-5.60(7.13)		35.16	1.10 [-0.01, 2.21]
Subtotal (95% CI)	526		511			69.53	2.10 [1.00, 3.19]
Test for heterogeneity: Chi² = 4.67, df = 3 (P = 0.20), I² = 35.7%							
Test for overall effect: Z = 3.76 (P = 0.0002)							
02 Medium term							
McEvoy 2006	8	0.60(5.94)	6	-0.50(1.71)		2.30	1.10 [-3.24, 5.44]
Stroup 2006	63	0.20(7.30)	69	-2.30(7.30)		6.95	2.50 [0.01, 4.99]
Subtotal (95% CI)	71		75			9.24	2.15 [-0.01, 4.31]
Test for heterogeneity: Chi² = 0.30, df = 1 (P = 0.58), I² = 0%							
Test for overall effect: Z = 1.95 (P = 0.05)							
03 Long term							
McEvoy 2007	44	-5.30(3.38)	37	-6.60(3.16)		21.23	1.30 [-0.13, 2.73]
Subtotal (95% CI)	44		37			21.23	1.30 [-0.13, 2.73]
Test for heterogeneity: not applicable							
Test for overall effect: Z = 1.78 (P = 0.07)							
Total (95% CI)	641		623			100.00	1.82 [1.16, 2.48]
Test for heterogeneity: Chi² = 5.65, df = 6 (P = 0.46), I² = 0%							
Test for overall effect: Z = 5.42 (P < 0.00001)							

-10 -5 0 5 10
Favours treatment   Favours control

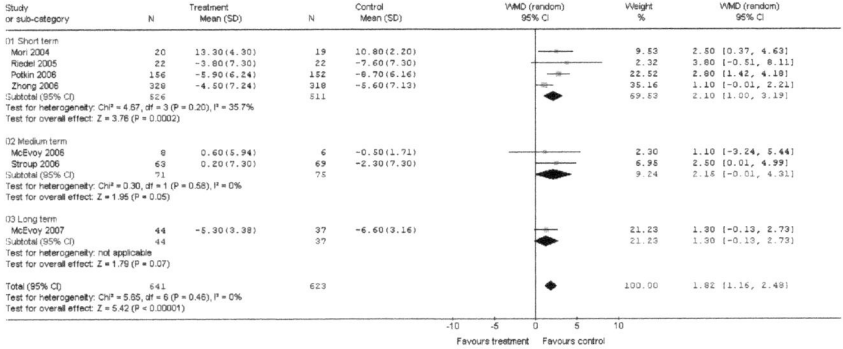

Abbildung 57: PANSS-Teiscore für Positivsymptomatik

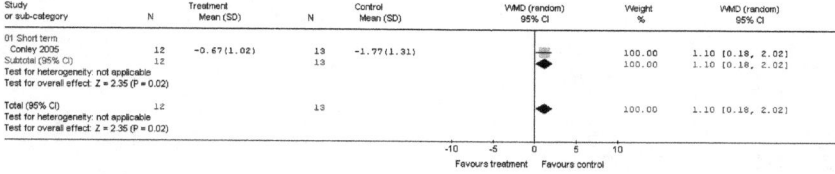

Study or sub-category	N	Treatment Mean (SD)	N	Control Mean (SD)	WMD (random) 95% CI	Weight %	WMD (random) 95% CI
01 Short term							
Conley 2005	12	-0.67(1.02)	13	-1.77(1.31)		100.00	1.10 [0.18, 2.02]
Subtotal (95% CI)	12		13			100.00	1.10 [0.18, 2.02]
Test for heterogeneity: not applicable							
Test for overall effect: Z = 2.35 (P = 0.02)							
Total (95% CI)	12		13			100.00	1.10 [0.18, 2.02]
Test for heterogeneity: not applicable							
Test for overall effect: Z = 2.35 (P = 0.02)							

-10   -5   0   5   10

Favours treatment   Favours control

Abbildung 58: BPRS-Teilscore für Positivsymptomatik

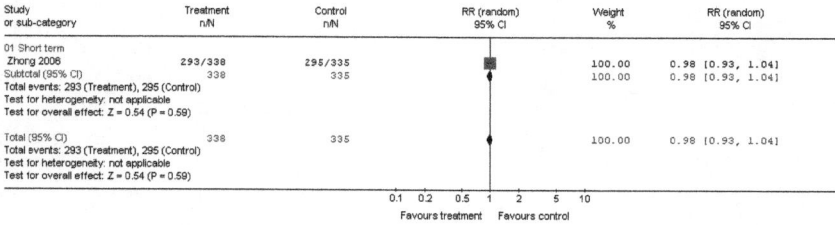

Study or sub-category	Treatment n/N	Control n/N	RR (random) 95% CI	Weight %	RR (random) 95% CI
01 Short term					
Zhong 2006	293/338	295/335		100.00	0.98 [0.93, 1.04]
Subtotal (95% CI)	338	335		100.00	0.98 [0.93, 1.04]
Total events: 293 (Treatment), 295 (Control)					
Test for heterogeneity: not applicable					
Test for overall effect: Z = 0.54 (P = 0.59)					
Total (95% CI)	338	335		100.00	0.98 [0.93, 1.04]
Total events: 293 (Treatment), 295 (Control)					
Test for heterogeneity: not applicable					
Test for overall effect: Z = 0.54 (P = 0.59)					

0.1   0.2   0.5   1   2   5   10

Favours treatment   Favours control

Abbildung 59: Negativsymptomatik (gemäß Def.)

Review: Quetiapine versus other atypical antipsychotics for schizophrenia
Comparison: 03 QUETIAPINE versus RISPERIDONE
Outcome: 12 Negative Symptoms: PANSS negative subscore (high=poor)

Study or sub-category	Treatment N	Mean (SD)	Control N	Mean (SD)	WMD (random) 95% CI	Weight %	WMD (random) 95% CI
01 Short term							
Mori 2004	20	23.80(4.60)	19	25.60(4.80)		12.34	-1.80 [-4.75, 1.15]
Riedel 2005	22	-12.80(6.48)	22	-4.20(6.48)		9.60	-8.60 [-12.43, -4.77]
Potkin 2006	156	-2.80(5.00)	152	-4.00(4.93)		19.31	1.50 [0.39, 2.61]
Zhong 2006	281	-3.70(6.71)	284	-4.10(6.74)		19.31	0.40 [-0.71, 1.51]
Subtotal (95% CI)	479		477			60.57	-1.46 [-4.11, 1.19]
Test for heterogeneity: Chi² = 27.13, df = 3 (P < 0.00001), I² = 88.9%							
Test for overall effect: Z = 1.08 (P = 0.28)							
02 Medium term							
McEvoy 2006	8	-1.10(6.22)	6	0.00(4.16)		6.15	-1.10 [-6.55, 4.35]
Stroup 2006	63	0.20(6.48)	69	-1.50(6.48)		15.13	1.70 [-0.51, 3.91]
Subtotal (95% CI)	71		75			21.28	1.30 [-0.75, 3.35]
Test for heterogeneity: Chi² = 0.87, df = 1 (P = 0.35), I² = 0%							
Test for overall effect: Z = 1.25 (P = 0.21)							
03 Long term							
McEvoy 2007	44	-2.80(3.45)	37	-3.60(3.16)		18.16	0.80 [-0.64, 2.24]
Subtotal (95% CI)	44		37			18.16	0.80 [-0.64, 2.24]
Test for heterogeneity: not applicable							
Test for overall effect: Z = 1.09 (P = 0.28)							
Total (95% CI)	594		589			100.00	-0.35 [-1.95, 1.26]
Test for heterogeneity: Chi² = 28.75, df = 6 (P < 0.0001), I² = 79.1%							
Test for overall effect: Z = 0.42 (P = 0.67)							

-10   -5   0   5   10

Favours treatment   Favours control

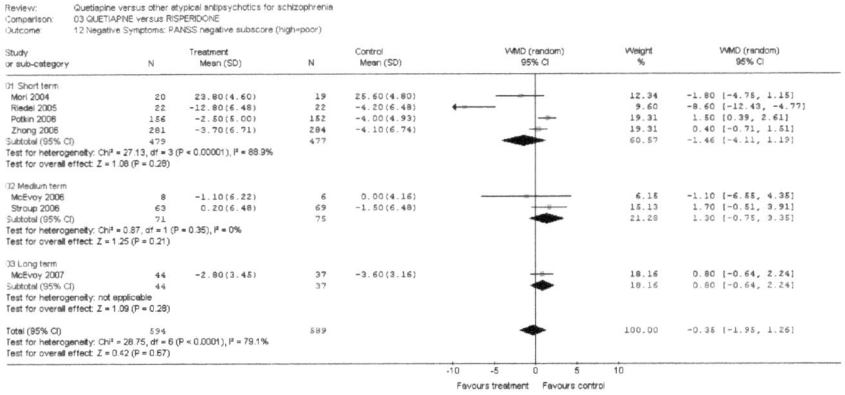

Abbildung 60: PANSS-Teilscore für Negativsymptomatik

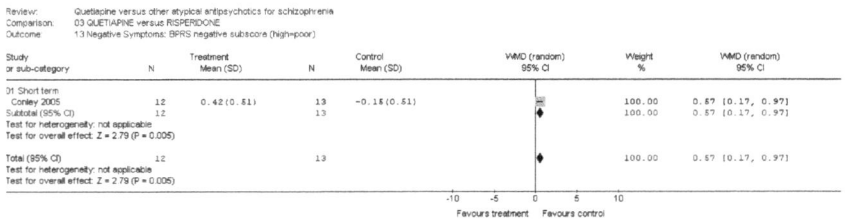

Review: Quetiapine versus other atypical antipsychotics for schizophrenia
Comparison: 03 QUETIAPINE versus RISPERIDONE
Outcome: 13 Negative Symptoms: BPRS negative subscore (high=poor)

Study or sub-category	Treatment N	Mean (SD)	Control N	Mean (SD)	WMD (random) 95% CI	Weight %	WMD (random) 95% CI
01 Short term							
Conley 2005	12	0.42(0.51)	13	-0.15(0.51)		100.00	0.57 [0.17, 0.97]
Subtotal (95% CI)	12		13			100.00	0.57 [0.17, 0.97]
Test for heterogeneity: not applicable							
Test for overall effect: Z = 2.79 (P = 0.005)							
Total (95% CI)	12		13			100.00	0.57 [0.17, 0.97]
Test for heterogeneity: not applicable							
Test for overall effect: Z = 2.79 (P = 0.005)							

-10   -5   0   5   10

Favours treatment   Favours control

Abbildung 61: BPRS-Teilscore für Negativsymptomatik

Review: Quetiapine versus other atypical antipsychotics for schizophrenia
Comparison: 03 QUETIAPINE versus RISPERIDONE
Outcome: 14 Quality of life: QLS total score (high=poor)

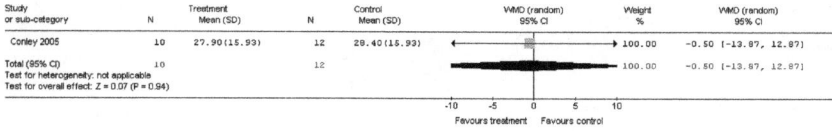

Study or sub-category	N	Treatment Mean (SD)	N	Control Mean (SD)	WMD (random) 95% CI	Weight %	WMD (random) 95% CI
Conley 2005	10	27.90(15.93)	12	28.40(15.93)		100.00	-0.50 [-13.87, 12.87]
Total (95% CI)	10		12			100.00	-0.50 [-13.87, 12.87]

Test for heterogeneity: not applicable
Test for overall effect: Z = 0.07 (P = 0.94)

-10   -5   0   5   10
Favours treatment   Favours control

Abbildung 62: QLS-Gesamtscore

Review: Quetiapine versus other atypical antipsychotics for schizophrenia
Comparison: 03 QUETIAPINE versus RISPERIDONE
Outcome: 15 Service use: number of patients rehospitalised

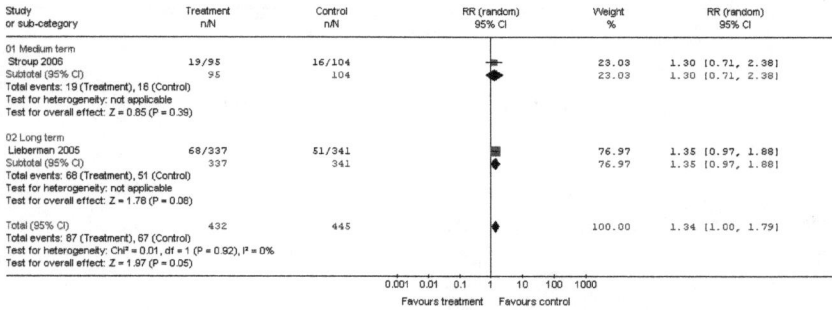

Study or sub-category	Treatment n/N	Control n/N	RR (random) 95% CI	Weight %	RR (random) 95% CI
01 Medium term					
Stroup 2006	19/95	16/104		23.03	1.30 [0.71, 2.38]
Subtotal (95% CI)	95	104		23.03	1.30 [0.71, 2.38]
Total events: 19 (Treatment), 16 (Control)					
Test for heterogeneity: not applicable					
Test for overall effect: Z = 0.85 (P = 0.39)					
02 Long term					
Lieberman 2005	68/337	51/341		76.97	1.35 [0.97, 1.88]
Subtotal (95% CI)	337	341		76.97	1.35 [0.97, 1.88]
Total events: 68 (Treatment), 51 (Control)					
Test for heterogeneity: not applicable					
Test for overall effect: Z = 1.78 (P = 0.08)					
Total (95% CI)	432	445		100.00	1.34 [1.00, 1.79]
Total events: 87 (Treatment), 67 (Control)					
Test for heterogeneity: Chi² = 0.01, df = 1 (P = 0.92), I² = 0%					
Test for overall effect: Z = 1.97 (P = 0.05)					

0.001 0.01 0.1   1   10   100 1000
Favours treatment   Favours control

Abbildung 63: Rehospitalisierungsrate

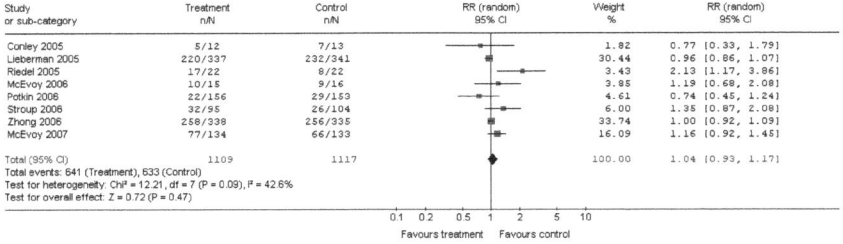

Abbildung 64: Auftreten mindestens einer Nebenwirkung

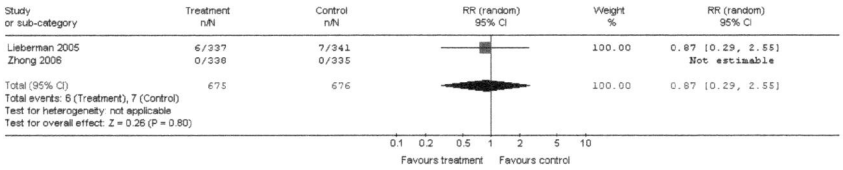

Abbildung 65: QTc-Verlängerung: dichotom

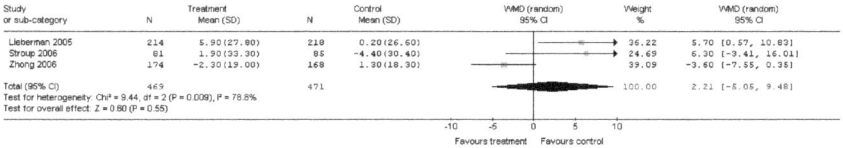

Abbildung 66: QTc-Verlängerung: kontinuierlich

Review: Quetiapine versus other atypical antipsychotics for schizophrenia
Comparison: 03 QUETIAPINE versus RISPERIDONE
Outcome: 19 Adverse effects: cholesterol - significant cholesterol increase

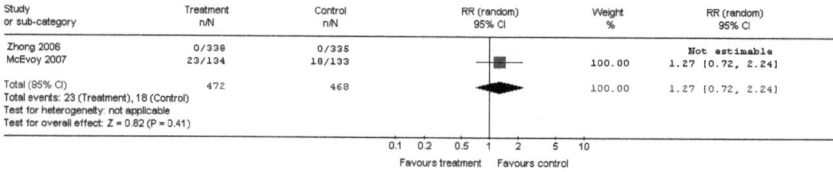

Study or sub-category	Treatment n/N	Control n/N	RR (random) 95% CI	Weight %	RR (random) 95% CI
Zhong 2006	0/338	0/335			Not estimable
McEvoy 2007	23/134	18/133		100.00	1.27 [0.72, 2.24]
Total (95% CI)	472	468		100.00	1.27 [0.72, 2.24]

Total events: 23 (Treatment), 18 (Control)
Test for heterogeneity: not applicable
Test for overall effect: Z = 0.82 (P = 0.41)

0.1 0.2 0.5 1 2 5 10
Favours treatment   Favours control

Abbildung 67: Anstieg von Cholesterin im Serum: dichotom

Review: Quetiapine versus other atypical antipsychotics for schizophrenia
Comparison: 03 QUETIAPINE versus RISPERIDONE
Outcome: 20 Adverse effects: cholesterol - change from baseline in mg/dl

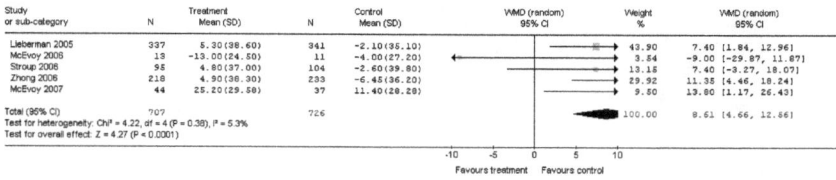

Study or sub-category	Treatment N	Mean (SD)	Control N	Mean (SD)	WMD (random) 95% CI	Weight %	WMD (random) 95% CI
Lieberman 2005	337	5.30(38.60)	341	-2.10(36.10)		43.90	7.40 [1.84, 12.96]
McEvoy 2006	13	-13.00(24.50)	11	-4.00(27.20)		3.84	-9.00 [-29.87, 11.87]
Stroup 2006	95	4.80(37.00)	104	-2.60(39.80)		13.16	7.40 [-3.27, 18.07]
Zhong 2006	218	4.90(36.30)	233	-6.45(36.20)		29.92	11.35 [4.46, 18.24]
McEvoy 2007	44	25.20(29.58)	37	11.40(28.28)		9.80	13.80 [1.17, 26.43]
Total (95% CI)	707		726			100.00	8.61 [4.66, 12.56]

Test for heterogeneity: Chi² = 4.22, df = 4 (P = 0.38), I² = 5.3%
Test for overall effect: Z = 4.27 (P < 0.0001)

-10 -5 0 5 10
Favours treatment   Favours control

Abbildung 68: Anstieg von Cholesterin im Serum: kontinuierlich

83

Review: Quetiapine versus other atypical antipsychotics for schizophrenia
Comparison: 03 QUETIAPINE versus RISPERIDONE
Outcome: 21 Adverse effects: death

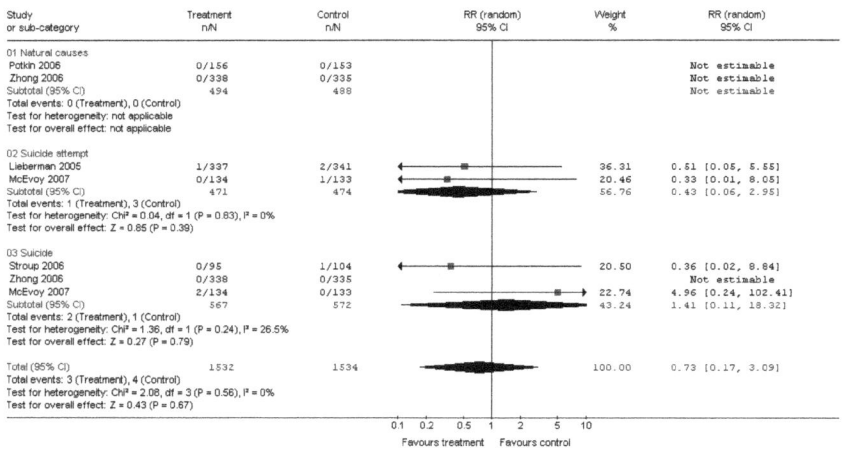

Study or sub-category	Treatment n/N	Control n/N	RR (random) 95% CI	Weight %	RR (random) 95% CI
01 Natural causes					
Potkin 2006	0/156	0/153			Not estimable
Zhong 2006	0/338	0/335			Not estimable
Subtotal (95% CI)	494	488			Not estimable
Total events: 0 (Treatment), 0 (Control)					
Test for heterogeneity: not applicable					
Test for overall effect: not applicable					
02 Suicide attempt					
Lieberman 2005	1/337	2/341		36.31	0.51 [0.05, 5.55]
McEvoy 2007	0/134	1/133		20.46	0.33 [0.01, 8.05]
Subtotal (95% CI)	471	474		56.76	0.43 [0.06, 2.95]
Total events: 1 (Treatment), 3 (Control)					
Test for heterogeneity: Chi² = 0.04, df = 1 (P = 0.83), I² = 0%					
Test for overall effect: Z = 0.85 (P = 0.39)					
03 Suicide					
Stroup 2006	0/95	1/104		20.50	0.36 [0.02, 8.84]
Zhong 2006	0/338	0/335			Not estimable
McEvoy 2007	2/134	0/133		22.74	4.96 [0.24, 102.41]
Subtotal (95% CI)	567	572		43.24	1.41 [0.11, 18.32]
Total events: 2 (Treatment), 1 (Control)					
Test for heterogeneity: Chi² = 1.36, df = 1 (P = 0.24), I² = 26.5%					
Test for overall effect: Z = 0.27 (P = 0.79)					
Total (95% CI)	1532	1534		100.00	0.73 [0.17, 3.09]
Total events: 3 (Treatment), 4 (Control)					
Test for heterogeneity: Chi² = 2.08, df = 3 (P = 0.56), I² = 0%					
Test for overall effect: Z = 0.43 (P = 0.67)					

0.1   0.2   0.5   1   2   5   10

Favours treatment   Favours control

Abbildung 69: Todesfälle

84

Review: Quetiapine versus other atypical antipsychotics for schizophrenia
Comparison: 03 QUETIAPINE versus RISPERIDONE
Outcome: 22 Adverse effects: extrapyramidal side effects

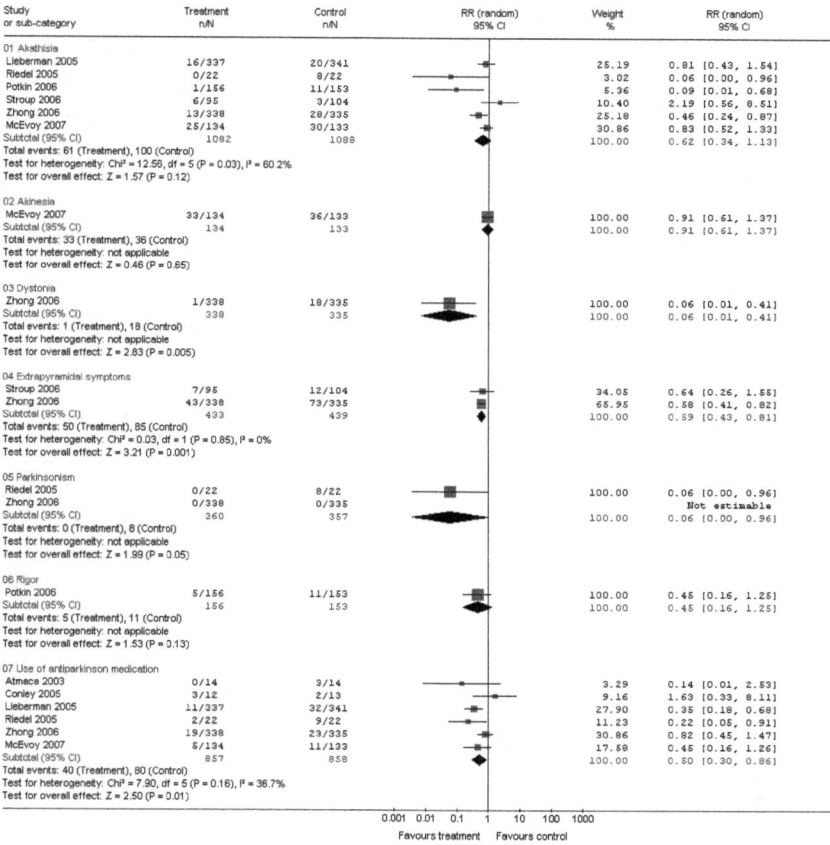

Study or sub-category	Treatment n/N	Control n/N	RR (random) 95% CI	Weight %	RR (random) 95% CI
01 Akathisia					
Lieberman 2005	16/337	20/341		25.19	0.81 [0.43, 1.54]
Riedel 2005	0/22	8/22		3.02	0.06 [0.00, 0.96]
Potkin 2006	1/156	11/153		5.36	0.09 [0.01, 0.68]
Stroup 2006	6/95	3/104		10.40	2.19 [0.56, 8.51]
Zhong 2006	13/338	28/335		25.18	0.46 [0.24, 0.87]
McEvoy 2007	25/134	30/133		30.86	0.83 [0.52, 1.33]
Subtotal (95% CI)	1082	1088		100.00	0.62 [0.34, 1.13]
Total events: 61 (Treatment), 100 (Control)					
Test for heterogeneity: Chi² = 12.56, df = 5 (P = 0.03), I² = 60.2%					
Test for overall effect: Z = 1.57 (P = 0.12)					
02 Akinesia					
McEvoy 2007	33/134	36/133		100.00	0.91 [0.61, 1.37]
Subtotal (95% CI)	134	133		100.00	0.91 [0.61, 1.37]
Total events: 33 (Treatment), 36 (Control)					
Test for heterogeneity: not applicable					
Test for overall effect: Z = 0.46 (P = 0.65)					
03 Dystonia					
Zhong 2006	1/338	18/335		100.00	0.06 [0.01, 0.41]
Subtotal (95% CI)	338	335		100.00	0.06 [0.01, 0.41]
Total events: 1 (Treatment), 18 (Control)					
Test for heterogeneity: not applicable					
Test for overall effect: Z = 2.83 (P = 0.005)					
04 Extrapyramidal symptoms					
Stroup 2006	7/95	12/104		34.05	0.64 [0.26, 1.55]
Zhong 2006	43/338	73/335		65.95	0.58 [0.41, 0.82]
Subtotal (95% CI)	433	439		100.00	0.59 [0.43, 0.81]
Total events: 50 (Treatment), 85 (Control)					
Test for heterogeneity: Chi² = 0.03, df = 1 (P = 0.85), I² = 0%					
Test for overall effect: Z = 3.21 (P = 0.001)					
05 Parkinsonism					
Riedel 2005	0/22	8/22		100.00	0.06 [0.00, 0.96]
Zhong 2006	0/338	0/335			Not estimable
Subtotal (95% CI)	360	357		100.00	0.06 [0.00, 0.96]
Total events: 0 (Treatment), 8 (Control)					
Test for heterogeneity: not applicable					
Test for overall effect: Z = 1.99 (P = 0.05)					
06 Rigor					
Potkin 2006	5/156	11/153		100.00	0.45 [0.16, 1.25]
Subtotal (95% CI)	156	153		100.00	0.45 [0.16, 1.25]
Total events: 5 (Treatment), 11 (Control)					
Test for heterogeneity: not applicable					
Test for overall effect: Z = 1.53 (P = 0.13)					
07 Use of antiparkinson medication					
Atmaca 2003	0/14	3/14		3.29	0.14 [0.01, 2.53]
Conley 2005	3/12	2/13		9.16	1.63 [0.33, 8.11]
Lieberman 2005	11/337	32/341		27.90	0.35 [0.18, 0.68]
Riedel 2005	2/22	9/22		11.23	0.22 [0.05, 0.91]
Zhong 2006	19/338	23/335		30.86	0.82 [0.45, 1.47]
McEvoy 2007	5/134	11/133		17.58	0.45 [0.16, 1.26]
Subtotal (95% CI)	857	858		100.00	0.50 [0.30, 0.86]
Total events: 40 (Treatment), 80 (Control)					
Test for heterogeneity: Chi² = 7.90, df = 5 (P = 0.16), I² = 36.7%					
Test for overall effect: Z = 2.50 (P = 0.01)					

0.001 0.01 0.1   1   10   100   1000
Favours treatment   Favours control

Abbildung 70: Allgemeine extrapyramidalmotorische Nebenwirkungen

Review: Quetiapine versus other atypical antipsychotics for schizophrenia
Comparison: 03 QUETIAPINE versus RISPERIDONE
Outcome: 23 Adverse effects: extrapyramidal symptoms scales

Study or sub-category	Treatment N	Treatment Mean (SD)	Control N	Control Mean (SD)	WMD (random) 95% CI	Weight %	WMD (random) 95% CI
01 Abnormal involuntary movement: AIMS (high=poor)							
Potkin 2006	156	-0.10 (2.50)	153	0.30 (2.47)		14.59	-0.40 [-0.95, 0.15]
Zhong 2006	329	-0.51 (4.17)	320	-0.25 (4.11)		13.51	-0.26 [-0.90, 0.38]
Subtotal (95% CI)	485		473			28.10	-0.34 [-0.76, 0.08]
Test for heterogeneity: Chi² = 0.11, df = 1 (P = 0.75), I² = 0%							
Test for overall effect: Z = 1.59 (P = 0.11)							
02 Akathisia: Barnes Akathisia Scale (high=poor)							
Sacchetti 2004	25	-0.30 (0.86)	25	1.10 (0.86)		15.59	-1.40 [-1.88, -0.92]
Zhong 2006	329	-0.09 (0.73)	321	0.01 (0.72)		19.14	-0.10 [-0.21, 0.01]
Subtotal (95% CI)	354		346			34.73	-0.73 [-2.00, 0.54]
Test for heterogeneity: Chi² = 27.08, df = 1 (P < 0.00001), I² = 96.3%							
Test for overall effect: Z = 1.12 (P = 0.26)							
03 Extrapyramidal symptoms: Simpson-Angus Scale (high=poor)							
Sacchetti 2004	25	-0.40 (3.58)	25	2.20 (3.58)		3.71	-2.60 [-4.58, -0.62]
Conley 2005	12	-1.64 (3.15)	13	-1.30 (3.15)		2.57	-0.34 [-2.81, 2.13]
Riedel 2005	22	0.17 (1.04)	22	0.80 (1.04)		13.80	-0.63 [-1.24, -0.02]
Potkin 2006	156	-0.10 (2.50)	153	0.80 (15.65)		2.50	-0.90 [-3.41, 1.61]
Zhong 2006	328	-0.41 (3.62)	321	-0.21 (3.59)		14.59	-0.20 [-0.75, 0.35]
Subtotal (95% CI)	543		534			37.17	-0.59 [-1.16, -0.02]
Test for heterogeneity: Chi² = 5.71, df = 4 (P = 0.22), I² = 30.0%							
Test for overall effect: Z = 2.02 (P = 0.04)							
Total (95% CI)	1382		1353			100.00	-0.57 [-1.00, -0.15]
Test for heterogeneity: Chi² = 35.77, df = 8 (P < 0.0001), I² = 77.6%							
Test for overall effect: Z = 2.65 (P = 0.008)							

-10 -5 0 5 10
Favours treatment   Favours control

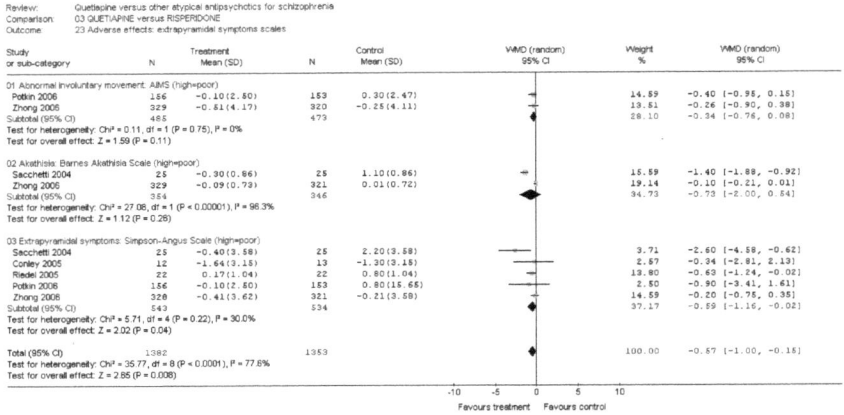

Abbildung 71: Extrapyramidalmotorische Effektskalen

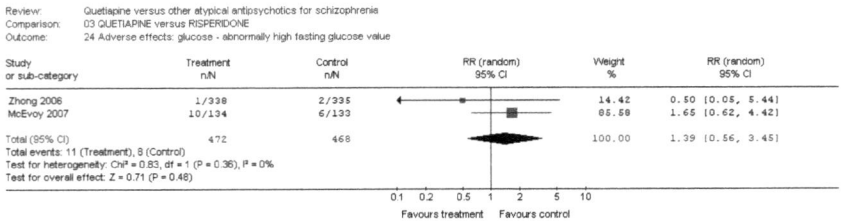

Review: Quetiapine versus other atypical antipsychotics for schizophrenia
Comparison: 03 QUETIAPINE versus RISPERIDONE
Outcome: 24 Adverse effects: glucose - abnormally high fasting glucose value

Study or sub-category	Treatment n/N	Control n/N	RR (random) 95% CI	Weight %	RR (random) 95% CI
Zhong 2006	1/338	2/335		14.42	0.50 [0.05, 5.44]
McEvoy 2007	10/134	6/133		85.58	1.65 [0.62, 4.42]
Total (95% CI)	472	468		100.00	1.39 [0.56, 3.45]
Total events: 11 (Treatment), 8 (Control)					
Test for heterogeneity: Chi² = 0.83, df = 1 (P = 0.36), I² = 0%					
Test for overall effect: Z = 0.71 (P = 0.48)					

0.1 0.2 0.5 1 2 5 10
Favours treatment   Favours control

Abbildung 72: Anstieg des Nüchternblutzuckers: dichotom

86

Review: Quetiapine versus other atypical antipsychotics for schizophrenia
Comparison: 03 QUETIAPINE versus RISPERIDONE
Outcome: 25 Adverse effects: glucose - change from baseline in mg/dl

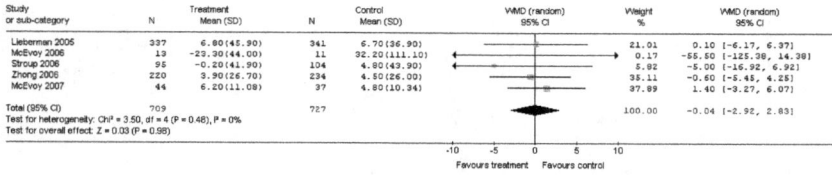

Study or sub-category	N	Treatment Mean (SD)	N	Control Mean (SD)	WMD (random) 95% CI	Weight %	WMD (random) 95% CI
Lieberman 2005	337	6.80(45.90)	341	6.70(36.90)		21.01	0.10 [-6.17, 6.37]
McEvoy 2006	13	-29.30(44.00)	11	32.20(111.10)		0.17	-55.50 [-125.38, 14.38]
Stroup 2006	95	-0.20(41.90)	104	4.80(43.90)		5.82	-5.00 [-16.92, 6.92]
Zhong 2006	220	3.90(26.70)	234	4.50(26.00)		35.11	-0.60 [-5.48, 4.28]
McEvoy 2007	44	6.20(11.08)	37	4.80(10.34)		37.89	1.40 [-3.27, 6.07]
Total (95% CI)	709		727			100.00	-0.04 [-2.92, 2.83]

Test for heterogeneity: Chi² = 3.50, df = 4 (P = 0.48), I² = 0%
Test for overall effect: Z = 0.03 (P = 0.98)

-10   -5   0   5   10

Favours treatment   Favours control

Abbildung 73: Anstieg des Nüchternblutzuckers: kontinuierlich

Review: Quetiapine versus other atypical antipsychotics for schizophrenia
Comparison: 03 QUETIAPINE versus RISPERIDONE
Outcome: 26 Adverse effects: prolactin associated side effects

Study or sub-category	Treatment n/N	Control n/N	RR (random) 95% CI	Weight %	RR (random) 95% CI
01 Amenorrhea					
Lieberman 2005	5/82	16/88		35.32	0.34 [0.13, 0.87]
McEvoy 2006	0/3	0/6			Not estimable
Potkin 2006	1/56	0/48		4.06	2.58 [0.11, 61.88]
McEvoy 2007	10/42	16/34		60.62	0.51 [0.26, 0.97]
Subtotal (95% CI)	183	176		100.00	0.47 [0.28, 0.79]
Total events: 16 (Treatment), 32 (Control)					
Test for heterogeneity: Chi² = 1.63, df = 2 (P = 0.44), I² = 0%					
Test for overall effect: Z = 2.82 (P = 0.005)					
02 Dysmenorrhea					
Zhong 2006	2/86	4/77		100.00	0.45 [0.08, 2.38]
Subtotal (95% CI)	86	77		100.00	0.45 [0.08, 2.38]
Total events: 2 (Treatment), 4 (Control)					
Test for heterogeneity: not applicable					
Test for overall effect: Z = 0.94 (P = 0.35)					
03 Galactorrhea					
Lieberman 2005	6/337	14/341		72.34	0.43 [0.17, 1.12]
McEvoy 2006	0/3	0/6			Not estimable
Stroup 2006	0/23	2/37		9.14	0.32 [0.02, 6.32]
Zhong 2006	0/86	2/77		8.98	0.18 [0.01, 3.68]
McEvoy 2007	0/42	3/34		9.53	0.12 [0.01, 2.18]
Subtotal (95% CI)	491	495		100.00	0.36 [0.16, 0.82]
Total events: 6 (Treatment), 21 (Control)					
Test for heterogeneity: Chi² = 0.95, df = 3 (P = 0.81), I² = 0%					
Test for overall effect: Z = 2.44 (P = 0.01)					
04 Gynecomastia					
McEvoy 2007	3/39	13/39		100.00	0.23 [0.07, 0.75]
Subtotal (95% CI)	39	39		100.00	0.23 [0.07, 0.75]
Total events: 3 (Treatment), 13 (Control)					
Test for heterogeneity: not applicable					
Test for overall effect: Z = 2.45 (P = 0.01)					
05 Sexual dysfunction					
Lieberman 2005	69/337	91/341		39.92	0.77 [0.58, 1.01]
McEvoy 2006	2/15	4/16		5.26	0.53 [0.11, 2.50]
Potkin 2006	1/156	0/153		1.34	2.94 [0.12, 71.68]
Stroup 2006	10/95	30/104		19.71	0.36 [0.19, 0.71]
Zhong 2006	0/338	3/335		1.55	0.14 [0.01, 2.73]
McEvoy 2007	35/134	36/133		32.23	0.96 [0.66, 1.44]
Subtotal (95% CI)	1075	1082		100.00	0.70 [0.48, 1.01]
Total events: 117 (Treatment), 164 (Control)					
Test for heterogeneity: Chi² = 8.34, df = 5 (P = 0.14), I² = 40.1%					
Test for overall effect: Z = 1.93 (P = 0.05)					

0.001 0.01 0.1 1 10 100 1000

Favours treatment   Favours control

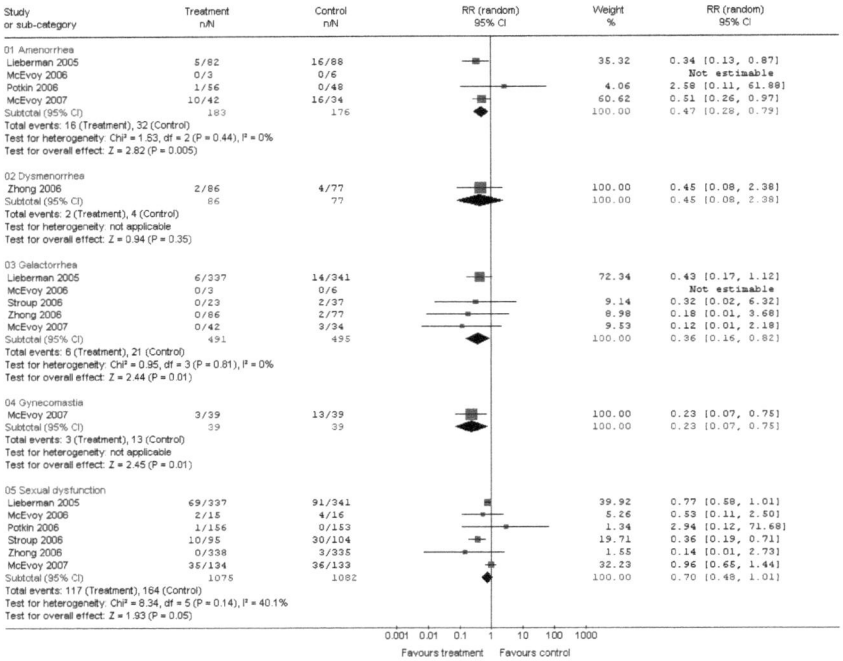

Abbildung 74: Prolaktinassoziierte Nebenwirkungen

88

Review: Quetiapine versus other atypical antipsychotics for schizophrenia
Comparison: 03 QUETIAPINE versus RISPERIDONE
Outcome: 27 Adverse effects: prolactin - change from baseline in mg/dl

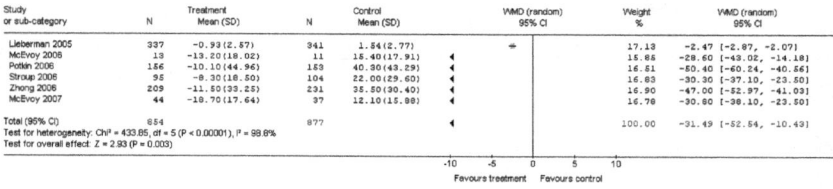

Study or sub-category	N	Treatment Mean (SD)	N	Control Mean (SD)	WMD (random) 95% CI	Weight %	WMD (random) 95% CI
Lieberman 2005	337	-0.93 (2.57)	341	1.54 (2.77)		17.13	-2.47 [-2.87, -2.07]
McEvoy 2006	13	-13.20 (18.02)	11	15.40 (17.91)		15.85	-28.60 [-43.02, -14.18]
Potkin 2006	156	-10.10 (44.96)	153	40.30 (43.29)		16.51	-50.40 [-60.24, -40.56]
Stroup 2006	95	-8.30 (18.50)	104	22.00 (29.60)		16.83	-30.30 [-37.10, -23.50]
Zhong 2006	209	-11.50 (33.25)	231	35.50 (30.40)		16.90	-47.00 [-52.97, -41.03]
McEvoy 2007	44	-18.70 (17.64)	37	12.10 (15.88)		16.78	-30.80 [-38.10, -23.50]
Total (95% CI)	654		877			100.00	-31.49 [-52.54, -10.43]

Test for heterogeneity: Chi² = 433.85, df = 5 (P < 0.00001), I² = 98.8%
Test for overall effect: Z = 2.93 (P = 0.003)

-10   -5   0   5   10
Favours treatment   Favours control

Abbildung 75: Anstieg von Prolaktin im Serum

Review: Quetiapine versus other atypical antipsychotics for schizophrenia
Comparison: 03 QUETIAPINE versus RISPERIDONE
Outcome: 28 Adverse effects: sedation

Study or sub-category	Treatment n/N	Control n/N	RR (fixed) 95% CI	Weight %	RR (fixed) 95% CI
Conley 2005	3/12	5/13		1.75	0.65 [0.20, 2.15]
Lieberman 2005	103/337	96/341		34.87	1.09 [0.86, 1.37]
Riedel 2005	17/22	5/22		1.83	3.40 [1.52, 7.59]
McEvoy 2006	5/15	4/16		1.41	1.33 [0.44, 4.05]
Potkin 2006	15/156	10/153		3.69	1.47 [0.68, 3.17]
Stroup 2006	22/95	23/104		8.02	1.05 [0.63, 1.75]
Zhong 2006	89/338	66/335		24.22	1.34 [1.01, 1.77]
McEvoy 2007	77/134	66/133		24.20	1.16 [0.92, 1.45]
Total (95% CI)	1109	1117		100.00	1.21 [1.06, 1.38]
Total events: 331 (Treatment), 275 (Control)					
Test for heterogeneity: Chi² = 9.44, df = 7 (P = 0.22), I² = 25.9%					
Test for overall effect: Z = 2.87 (P = 0.004)					

0.001 0.01 0.1 1 10 100 1000
Favours treatment   Favours control

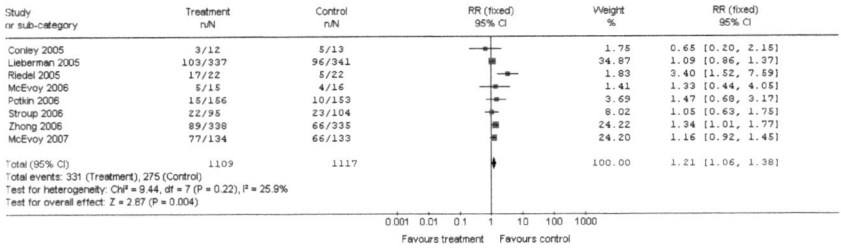

Abbildung 76: Verstärkte Müdigkeit

Review: Quetiapine versus other atypical antipsychotics for schizophrenia
Comparison: 03 QUETIAPINE versus RISPERIDONE
Outcome: 29 Adverse effects: weight gain of 7% or more of total body weight

Study or sub-category	Treatment n/N	Control n/N	RR (random) 95% CI	Weight %	RR (random) 95% CI
Sacchetti 2004	9/25	7/25		4.19	1.29 [0.57, 2.91]
Lieberman 2005	49/337	42/341		19.03	1.18 [0.80, 1.73]
Riedel 2005	3/22	1/22		0.59	3.00 [0.34, 26.66]
McEvoy 2006	2/15	2/16		2.16	1.07 [0.17, 6.64]
Stroup 2006	12/95	14/104		5.42	0.94 [0.46, 1.93]
Zhong 2006	34/338	33/335		13.56	1.02 [0.65, 1.61]
McEvoy 2007	67/134	77/133		56.38	0.86 [0.69, 1.08]
Total (95% CI)	966	976		100.00	0.97 [0.82, 1.14]
Total events: 176 (Treatment), 176 (Control)					
Test for heterogeneity: Chi² = 3.82, df = 6 (P = 0.70), I² = 0%					
Test for overall effect: Z = 0.40 (P = 0.69)					

0.1 0.2 0.5 1 2 5 10
Favours treatment   Favours control

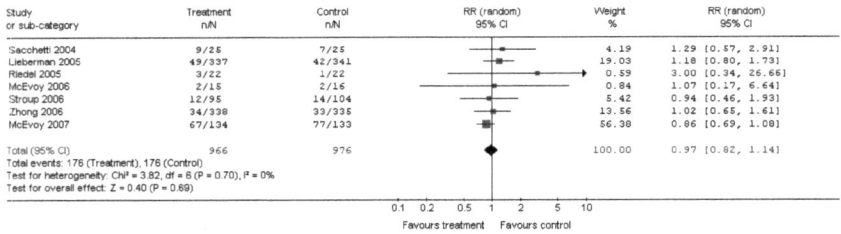

Abbildung 77: Gewichtszunahme: dichotom

Review: Quetiapine versus other atypical antipsychotics for schizophrenia
Comparison: 03 QUETIAPINE versus RISPERIDONE
Outcome: 30 Adverse effects: weight gain - change from baseline in kg

Study or sub-category	N	Treatment Mean (SD)	N	Control Mean (SD)	WMD (random) 95% CI	Weight %	WMD (random) 95% CI
Atmaca 2003	14	4.41 (2.21)	13	0.54 (0.72)		18.13	3.87 [2.65, 5.09]
Conley 2005	12	-1.20 (11.22)	13	-0.65 (2.43)		4.27	-0.55 [-7.03, 5.93]
Lieberman 2005	305	0.50 (7.00)	300	0.40 (6.90)		18.53	0.10 [-1.01, 1.21]
Riedel 2005	22	2.93 (4.02)	22	1.72 (3.57)		14.12	1.21 [-1.04, 3.46]
McEvoy 2006	15	0.50 (8.91)	16	1.80 (5.20)		5.99	-1.30 [-6.48, 3.88]
Zhong 2006	324	1.64 (6.66)	309	2.12 (6.68)		19.75	-0.48 [-1.52, 0.56]
McEvoy 2007	44	5.69 (1.04)	37	6.48 (1.04)		20.21	-0.79 [-1.24, -0.34]
Total (95% CI)	736		710			100.00	0.54 [-0.97, 2.05]
Test for heterogeneity: Chi² = 51.33, df = 6 (P < 0.00001), I² = 88.3%							
Test for overall effect: Z = 0.70 (P = 0.48)							

-10 -5 0 5 10
Favours treatment   Favours control

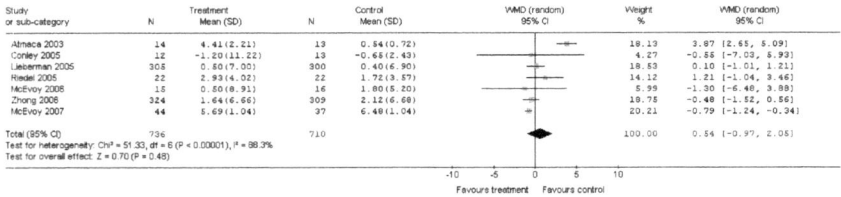

Abbildung 78: Gewichtszunahme: kontinuierlich

90

Review: Quetiapine versus other atypical antipsychotics for schizophrenia
Comparison: 03 QUETIAPINE versus RISPERIDONE
Outcome: 31 Adverse effects: white blood cells - significant low white blood cell count (as def. by the original studie

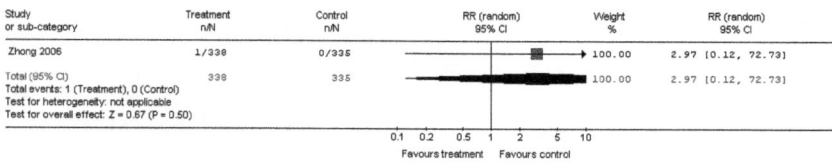

Study or sub-category	Treatment n/N	Control n/N	RR (random) 95% CI	Weight %	RR (random) 95% CI
Zhong 2006	1/338	0/335		100.00	2.97 [0.12, 72.73]
Total (95% CI)	338	335		100.00	2.97 [0.12, 72.73]

Total events: 1 (Treatment), 0 (Control)
Test for heterogeneity: not applicable
Test for overall effect: Z = 0.67 (P = 0.50)

0.1   0.2   0.5   1   2   5   10
Favours treatment   Favours control

Abbildung 79: Leukozytenabnahme

9.4 Vergleich von Quetiapin mit Ziprasidon

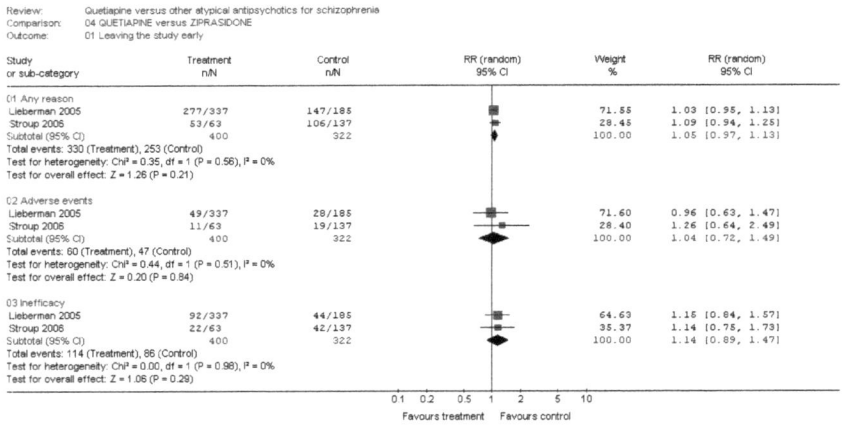

Review:	Quetiapine versus other atypical antipsychotics for schizophrenia
Comparison:	04 QUETIAPINE versus ZIPRASIDONE
Outcome:	01 Leaving the study early

Study or sub-category	Treatment n/N	Control n/N	RR (random) 95% CI	Weight %	RR (random) 95% CI
01 Any reason					
Lieberman 2005	277/337	147/185		71.55	1.03 [0.95, 1.13]
Stroup 2006	53/63	106/137		28.45	1.09 [0.94, 1.25]
Subtotal (95% CI)	400	322		100.00	1.05 [0.97, 1.13]
Total events: 330 (Treatment), 253 (Control)					
Test for heterogeneity: Chi² = 0.35, df = 1 (P = 0.56), I² = 0%					
Test for overall effect: Z = 1.26 (P = 0.21)					
02 Adverse events					
Lieberman 2005	49/337	28/185		71.60	0.96 [0.63, 1.47]
Stroup 2006	11/63	19/137		28.40	1.26 [0.64, 2.49]
Subtotal (95% CI)	400	322		100.00	1.04 [0.72, 1.49]
Total events: 60 (Treatment), 47 (Control)					
Test for heterogeneity: Chi² = 0.44, df = 1 (P = 0.51), I² = 0%					
Test for overall effect: Z = 0.20 (P = 0.84)					
03 Inefficacy					
Lieberman 2005	92/337	44/185		64.63	1.15 [0.84, 1.57]
Stroup 2006	22/63	42/137		35.37	1.14 [0.75, 1.73]
Subtotal (95% CI)	400	322		100.00	1.14 [0.89, 1.47]
Total events: 114 (Treatment), 86 (Control)					
Test for heterogeneity: Chi² = 0.00, df = 1 (P = 0.98), I² = 0%					
Test for overall effect: Z = 1.06 (P = 0.29)					

0.1 0.2 0.5 1 2 5 10

Favours treatment   Favours control

Abbildung 80: Vorzeitiger Studienabbruch

Review: Quetiapine versus other atypical antipsychotics for schizophrenia
Comparison: 04 QUETIAPINE versus ZIPRASIDONE
Outcome: 02 General Mental State: PANSS total score (high=poor)

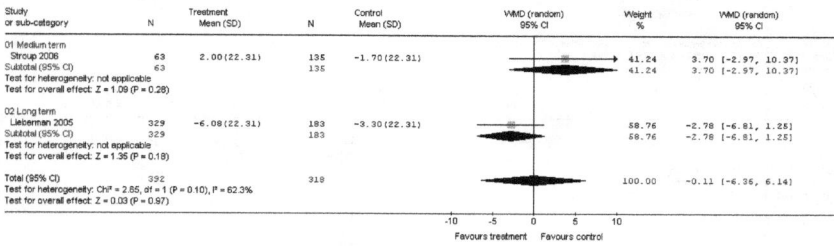

Study or sub-category	N	Treatment Mean (SD)	N	Control Mean (SD)	WMD (random) 95% CI	Weight %	WMD (random) 95% CI
01 Medium term							
Stroup 2006	63	2.00(22.31)	135	-1.70(22.31)		41.24	3.70 [-2.97, 10.37]
Subtotal (95% CI)	63		135			41.24	3.70 [-2.97, 10.37]
Test for heterogeneity: not applicable							
Test for overall effect: Z = 1.09 (P = 0.28)							
02 Long term							
Lieberman 2005	329	-6.08(22.31)	183	-3.30(22.31)		58.76	-2.78 [-6.81, 1.25]
Subtotal (95% CI)	329		183			58.76	-2.78 [-6.81, 1.25]
Test for heterogeneity: not applicable							
Test for overall effect: Z = 1.35 (P = 0.18)							
Total (95% CI)	392		318			100.00	-0.11 [-6.35, 6.14]
Test for heterogeneity: Chi² = 2.65, df = 1 (P = 0.10), I² = 62.3%							
Test for overall effect: Z = 0.03 (P = 0.97)							

-10 -5 0 5 10
Favours treatment   Favours control

Abbildung 81: PANSS-Gesamtscore

Review: Quetiapine versus other atypical antipsychotics for schizophrenia
Comparison: 04 QUETIAPINE versus ZIPRASIDONE
Outcome: 03 Positive Symptoms: PANSS positive subscore (high=poor)

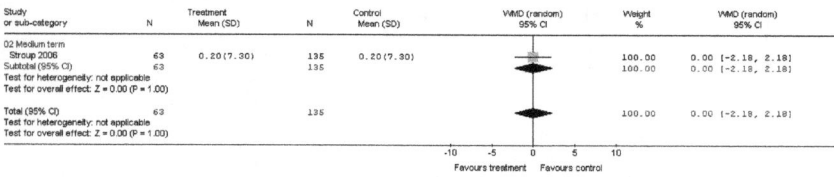

Study or sub-category	N	Treatment Mean (SD)	N	Control Mean (SD)	WMD (random) 95% CI	Weight %	WMD (random) 95% CI
02 Medium term							
Stroup 2006	63	0.20(7.30)	135	0.20(7.30)		100.00	0.00 [-2.18, 2.18]
Subtotal (95% CI)	63		135			100.00	0.00 [-2.18, 2.18]
Test for heterogeneity: not applicable							
Test for overall effect: Z = 0.00 (P = 1.00)							
Total (95% CI)	63		135			100.00	0.00 [-2.18, 2.18]
Test for heterogeneity: not applicable							
Test for overall effect: Z = 0.00 (P = 1.00)							

-10 -5 0 5 10
Favours treatment   Favours control

Abbildung 82: PANSS-Teilscore für Positivsymptomatik

Review: Quetiapine versus other atypical antipsychotics for schizophrenia
Comparison: 04 QUETIAPINE versus ZIPRASIDONE
Outcome: 04 Negative Symptoms: PANSS negative subscore (high=poor)

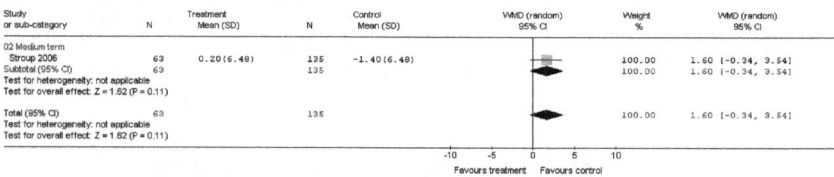

Study or sub-category	N	Treatment Mean (SD)	N	Control Mean (SD)	WMD (random) 95% CI	Weight %	WMD (random) 95% CI
02 Medium term							
Stroup 2006	63	0.20(6.48)	135	-1.40(6.48)		100.00	1.60 [-0.34, 3.54]
Subtotal (95% CI)	63		135			100.00	1.60 [-0.34, 3.54]
Test for heterogeneity: not applicable							
Test for overall effect: Z = 1.62 (P = 0.11)							
Total (95% CI)	63		135			100.00	1.60 [-0.34, 3.54]
Test for heterogeneity: not applicable							
Test for overall effect: Z = 1.62 (P = 0.11)							

-10 -5 0 5 10
Favours treatment   Favours control

Abbildung 83: PANSS-Teilscore für Negativsymptomatik

93

Review: Quetiapine versus other atypical antipsychotics for schizophrenia
Comparison: 04 QUETIAPINE versus ZIPRASIDONE
Outcome: 05 Service use: number of patients rehospitalised

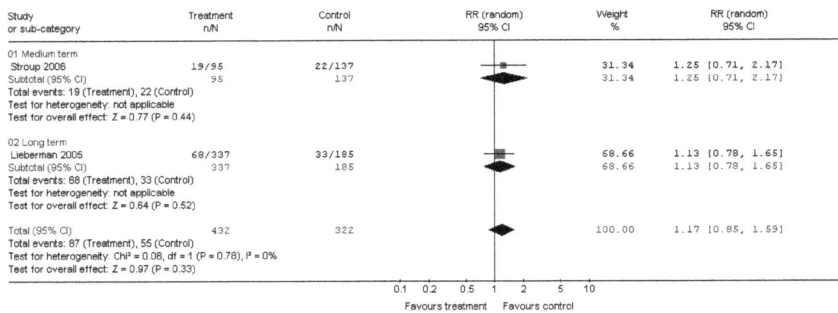

Study or sub-category	Treatment n/N	Control n/N	RR (random) 95% CI	Weight %	RR (random) 95% CI
01 Medium term					
Stroup 2006	19/95	22/137		31.34	1.25 [0.71, 2.17]
Subtotal (95% CI)	95	137		31.34	1.25 [0.71, 2.17]
Total events: 19 (Treatment), 22 (Control)					
Test for heterogeneity: not applicable					
Test for overall effect: Z = 0.77 (P = 0.44)					
02 Long term					
Lieberman 2005	68/337	33/185		68.66	1.13 [0.78, 1.65]
Subtotal (95% CI)	337	185		68.66	1.13 [0.78, 1.65]
Total events: 68 (Treatment), 33 (Control)					
Test for heterogeneity: not applicable					
Test for overall effect: Z = 0.64 (P = 0.52)					
Total (95% CI)	432	322		100.00	1.17 [0.85, 1.59]
Total events: 87 (Treatment), 55 (Control)					
Test for heterogeneity: Chi² = 0.08, df = 1 (P = 0.78), I² = 0%					
Test for overall effect: Z = 0.97 (P = 0.33)					

0.1 0.2 0.5 1 2 5 10
Favours treatment   Favours control

Abbildung 84: Rehospitalisierungsrate

Review: Quetiapine versus other atypical antipsychotics for schizophrenia
Comparison: 04 QUETIAPINE versus ZIPRASIDONE
Outcome: 06 Adverse effects: at least one adverse effect

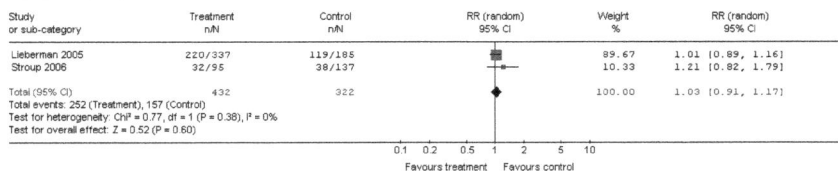

Study or sub-category	Treatment n/N	Control n/N	RR (random) 95% CI	Weight %	RR (random) 95% CI
Lieberman 2005	220/337	119/185		89.67	1.01 [0.89, 1.16]
Stroup 2006	32/95	38/137		10.33	1.21 [0.82, 1.79]
Total (95% CI)	432	322		100.00	1.03 [0.91, 1.17]
Total events: 252 (Treatment), 157 (Control)					
Test for heterogeneity: Chi² = 0.77, df = 1 (P = 0.38), I² = 0%					
Test for overall effect: Z = 0.52 (P = 0.60)					

0.1 0.2 0.5 1 2 5 10
Favours treatment   Favours control

Abbildung 85: Auftreten mindestens einer Nebenwirkung

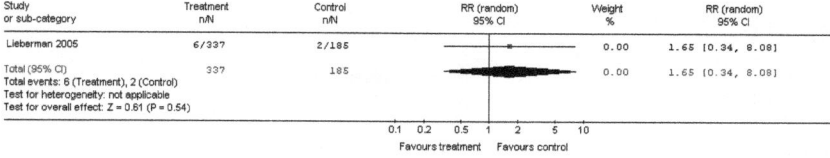

Study or sub-category	Treatment n/N	Control n/N	RR (random) 95% CI	Weight %	RR (random) 95% CI
Lieberman 2005	6/337	2/185		0.00	1.65 [0.34, 8.08]
Total (95% CI)	337	185		0.00	1.65 [0.34, 8.08]
Total events: 6 (Treatment), 2 (Control)					
Test for heterogeneity: not applicable					
Test for overall effect: Z = 0.61 (P = 0.54)					

0.1   0.2   0.5   1   2   5   10
Favours treatment   Favours control

Abbildung 86: QTc-Verlängerung: dichotom

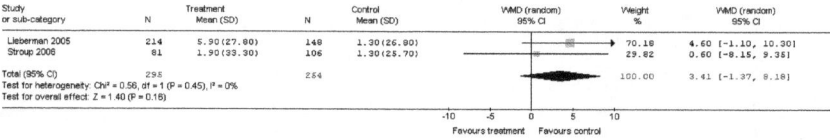

Study or sub-category	N	Treatment Mean (SD)	N	Control Mean (SD)	WMD (random) 95% CI	Weight %	WMD (random) 95% CI
Lieberman 2005	214	5.90 (27.80)	148	1.30 (26.90)		70.18	4.60 [-1.10, 10.30]
Stroup 2006	81	1.90 (33.30)	106	1.30 (25.70)		29.82	0.60 [-8.15, 9.35]
Total (95% CI)	295		254			100.00	3.41 [-1.37, 8.18]
Test for heterogeneity: Chi² = 0.56, df = 1 (P = 0.45), I² = 0%							
Test for overall effect: Z = 1.40 (P = 0.16)							

-10   -5   0   5   10
Favours treatment   Favours control

Abbildung 87: QTc-Verlängerung: kontinuierlich

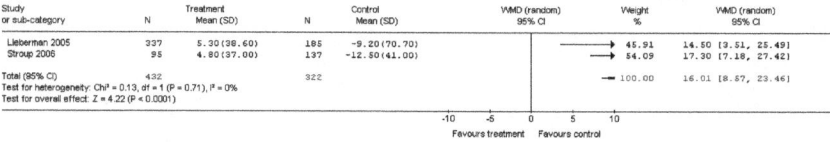

Study or sub-category	N	Treatment Mean (SD)	N	Control Mean (SD)	WMD (random) 95% CI	Weight %	WMD (random) 95% CI
Lieberman 2005	337	5.30 (98.60)	185	-9.20 (70.70)		45.91	14.50 [3.51, 25.49]
Stroup 2006	95	4.80 (37.00)	137	-12.50 (41.00)		54.09	17.30 [7.18, 27.42]
Total (95% CI)	432		322			100.00	16.01 [8.57, 23.46]
Test for heterogeneity: Chi² = 0.13, df = 1 (P = 0.71), I² = 0%							
Test for overall effect: Z = 4.22 (P < 0.0001)							

-10   -5   0   5   10
Favours treatment   Favours control

Abbildung 88: Anstieg von Cholesterin im Serum: kontinuierlich

Review: Quetiapine versus other atypical antipsychotics for schizophrenia
Comparison: 04 QUETIAPINE versus ZIPRASIDONE
Outcome: 10 Adverse effects: death

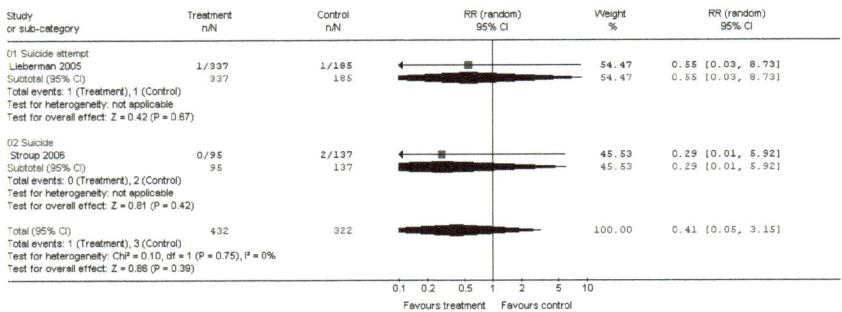

Study or sub-category	Treatment n/N	Control n/N	RR (random) 95% CI	Weight %	RR (random) 95% CI
01 Suicide attempt					
Lieberman 2005	1/337	1/185		54.47	0.55 [0.03, 8.73]
Subtotal (95% CI)	337	185		54.47	0.55 [0.03, 8.73]
Total events: 1 (Treatment), 1 (Control)					
Test for heterogeneity: not applicable					
Test for overall effect: Z = 0.42 (P = 0.67)					
02 Suicide					
Stroup 2006	0/95	2/137		45.53	0.29 [0.01, 5.92]
Subtotal (95% CI)	95	137		45.53	0.29 [0.01, 5.92]
Total events: 0 (Treatment), 2 (Control)					
Test for heterogeneity: not applicable					
Test for overall effect: Z = 0.81 (P = 0.42)					
Total (95% CI)	432	322		100.00	0.41 [0.05, 3.15]
Total events: 1 (Treatment), 3 (Control)					
Test for heterogeneity: Chi² = 0.10, df = 1 (P = 0.75), I² = 0%					
Test for overall effect: Z = 0.86 (P = 0.39)					

0.1 0.2   0.5   1   2   5   10
Favours treatment   Favours control

Abbildung 89: Todesfälle

Review: Quetiapine versus other atypical antipsychotics for schizophrenia
Comparison: 04 QUETIAPINE versus ZIPRASIDONE
Outcome: 11 Adverse effects: extrapyramidal side effects

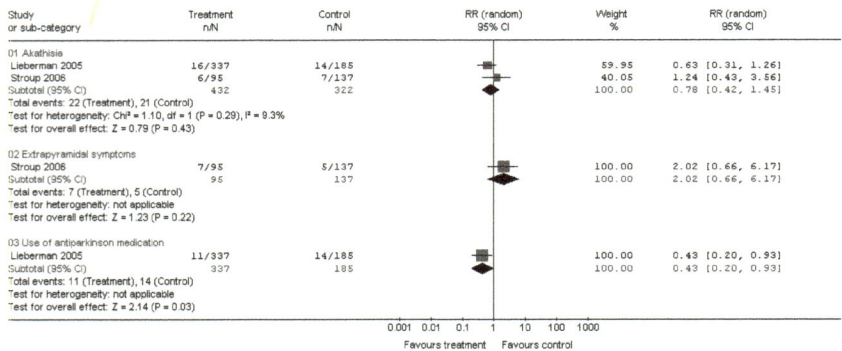

Study or sub-category	Treatment n/N	Control n/N	RR (random) 95% CI	Weight %	RR (random) 95% CI
01 Akathisia					
Lieberman 2005	16/337	14/185		59.95	0.63 [0.31, 1.26]
Stroup 2006	6/95	7/137		40.05	1.24 [0.43, 3.56]
Subtotal (95% CI)	432	322		100.00	0.78 [0.42, 1.45]
Total events: 22 (Treatment), 21 (Control)					
Test for heterogeneity: Chi² = 1.10, df = 1 (P = 0.29), I² = 9.3%					
Test for overall effect: Z = 0.79 (P = 0.43)					
02 Extrapyramidal symptoms					
Stroup 2006	7/95	5/137		100.00	2.02 [0.66, 6.17]
Subtotal (95% CI)	95	137		100.00	2.02 [0.66, 6.17]
Total events: 7 (Treatment), 5 (Control)					
Test for heterogeneity: not applicable					
Test for overall effect: Z = 1.23 (P = 0.22)					
03 Use of antiparkinson medication					
Lieberman 2005	11/337	14/185		100.00	0.43 [0.20, 0.93]
Subtotal (95% CI)	337	185		100.00	0.43 [0.20, 0.93]
Total events: 11 (Treatment), 14 (Control)					
Test for heterogeneity: not applicable					
Test for overall effect: Z = 2.14 (P = 0.03)					

0.001 0.01   0.1   1   10   100 1000
Favours treatment   Favours control

Abbildung 90: Prolaktinassoziierte Nebenwirkungen

96

Review: Quetiapine versus other atypical antipsychotics for schizophrenia
Comparison: 04 QUETIAPINE versus ZIPRASIDONE
Outcome: 12 Adverse effects: glucose - change from baseline in mg/dl

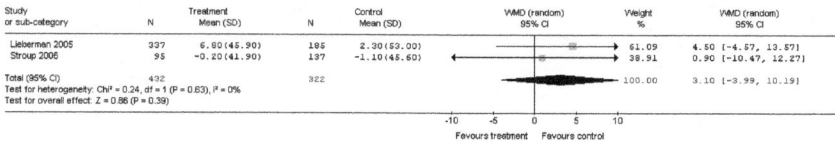

Study or sub-category	N	Treatment Mean (SD)	N	Control Mean (SD)	WMD (random) 95% CI	Weight %	WMD (random) 95% CI
Lieberman 2005	337	6.80(45.90)	185	2.30(53.00)		61.09	4.50 [-4.57, 13.57]
Stroup 2006	95	-0.20(41.90)	137	-1.10(45.60)		38.91	0.90 [-10.47, 12.27]
Total (95% CI)	432		322			100.00	3.10 [-3.99, 10.19]

Test for heterogeneity: Chi² = 0.24, df = 1 (P = 0.63), I² = 0%
Test for overall effect: Z = 0.86 (P = 0.39)

-10 -5 0 5 10
Favours treatment   Favours control

Abbildung 91: Prolaktinanstieg im Serum

Review: Quetiapine versus other atypical antipsychotics for schizophrenia
Comparison: 04 QUETIAPINE versus ZIPRASIDONE
Outcome: 13 Adverse effects: prolactin associated side effects

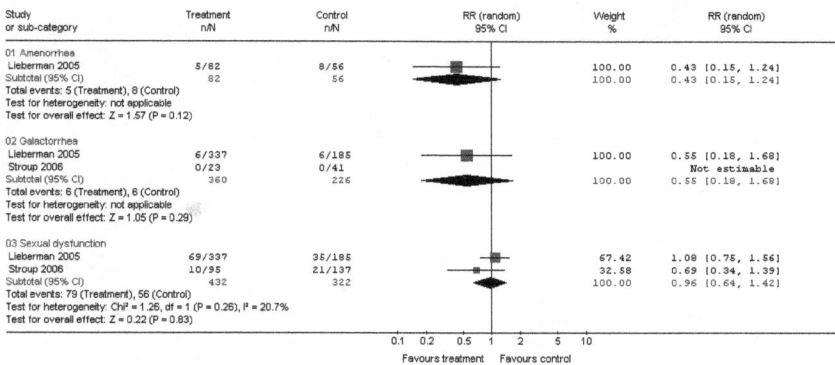

Study or sub-category	Treatment n/N	Control n/N	RR (random) 95% CI	Weight %	RR (random) 95% CI
01 Amenorrhea					
Lieberman 2005	5/82	8/56		100.00	0.43 [0.15, 1.24]
Subtotal (95% CI)	82	56		100.00	0.43 [0.15, 1.24]
Total events: 5 (Treatment), 8 (Control)					
Test for heterogeneity: not applicable					
Test for overall effect: Z = 1.57 (P = 0.12)					
02 Galactorrhea					
Lieberman 2005	6/337	6/185		100.00	0.55 [0.18, 1.68]
Stroup 2006	0/23	0/41			Not estimable
Subtotal (95% CI)	360	226		100.00	0.55 [0.18, 1.68]
Total events: 6 (Treatment), 6 (Control)					
Test for heterogeneity: not applicable					
Test for overall effect: Z = 1.05 (P = 0.29)					
03 Sexual dysfunction					
Lieberman 2005	69/337	35/185		67.42	1.08 [0.75, 1.56]
Stroup 2006	10/95	21/137		32.58	0.69 [0.34, 1.39]
Subtotal (95% CI)	432	322		100.00	0.96 [0.64, 1.42]
Total events: 79 (Treatment), 56 (Control)					
Test for heterogeneity: Chi² = 1.26, df = 1 (P = 0.26), I² = 20.7%					
Test for overall effect: Z = 0.22 (P = 0.83)					

0.1 0.2 0.5 1 2 5 10
Favours treatment   Favours control

Abbildung 92: Verstärkte Müdigkeit

Review: Quetiapine versus other atypical antipsychotics for schizophrenia
Comparison: 04 QUETIAPINE versus ZIPRASIDONE
Outcome: 14 Adverse effects: prolactin - change from baseline in ng/ml

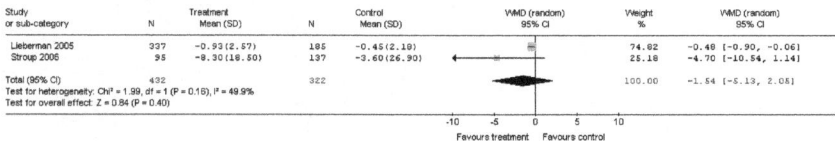

Study or sub-category	N	Treatment Mean (SD)	N	Control Mean (SD)	WMD (random) 95% CI	Weight %	WMD (random) 95% CI
Lieberman 2005	337	-0.93(2.57)	185	-0.45(2.18)		74.82	-0.48 [-0.90, -0.06]
Stroup 2006	95	-8.30(18.50)	137	-3.60(26.90)		25.18	-4.70 [-10.54, 1.14]
Total (95% CI)	432		322			100.00	-1.54 [-5.13, 2.05]

Test for heterogeneity: Chi² = 1.99, df = 1 (P = 0.16), I² = 49.9%
Test for overall effect: Z = 0.84 (P = 0.40)

-10 -5 0 5 10
Favours treatment   Favours control

Abbildung 93: Gewichtszunahme: dichotom

97

Review: Quetiapine versus other atypical antipsychotics for schizophrenia
Comparison: 04 QUETIAPINE versus ZIPRASIDONE
Outcome: 15 Adverse effects: sedation

Study or sub-category	Treatment n/N	Control n/N	RR (fixed) 95% CI	Weight %	RR (fixed) 95% CI
Lieberman 2005	103/337	45/185		79.76	1.26 [0.93, 1.70]
Stroup 2006	22/95	18/137		20.24	1.76 [1.00, 3.10]
Total (95% CI)	432	322		100.00	1.36 [1.04, 1.77]

Total events: 125 (Treatment), 63 (Control)
Test for heterogeneity: Chi² = 1.07, df = 1 (P = 0.30), I² = 6.9%
Test for overall effect: Z = 2.27 (P = 0.02)

0.001 0.01 0.1 1 10 100 1000
Favours treatment   Favours control

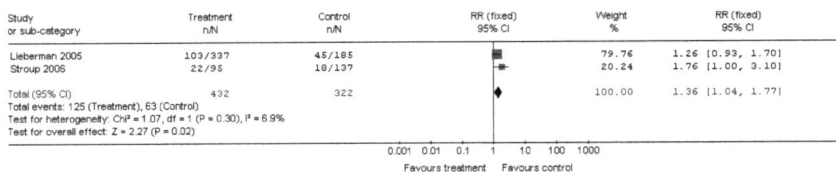

Abbildung 94: Gewichtszunahme: kontinuierlich

Review: Quetiapine versus other atypical antipsychotics for schizophrenia
Comparison: 04 QUETIAPINE versus ZIPRASIDONE
Outcome: 16 Adverse effects: weight gain of 7% or more of total body weight

Study or sub-category	Treatment n/N	Control n/N	RR (random) 95% CI	Weight %	RR (random) 95% CI
Lieberman 2005	49/337	12/185		66.64	2.24 [1.22, 4.11]
Stroup 2006	12/95	8/137		33.36	2.16 [0.92, 5.09]
Total (95% CI)	432	322		100.00	2.22 [1.35, 3.63]

Total events: 61 (Treatment), 20 (Control)
Test for heterogeneity: Chi² = 0.00, df = 1 (P = 0.95), I² = 0%
Test for overall effect: Z = 3.15 (P = 0.002)

0.001 0.01 0.1 1 10 100 1000
Favours treatment   Favours control

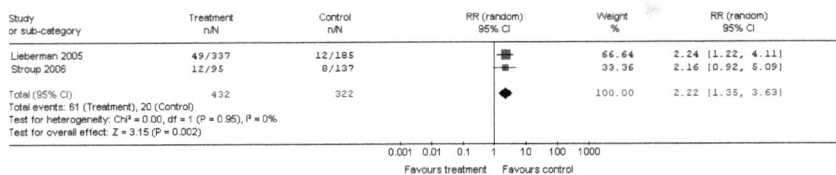

Abbildung 95: Leukozytenabnahme

Review: Ziprasidone versus other atypical antipsychotics for schizophrenia
Comparison: 04 ZIPRASIDONE versus QUETIAPINE
Outcome: 11 Adverse effects: extrapyramidal side effects

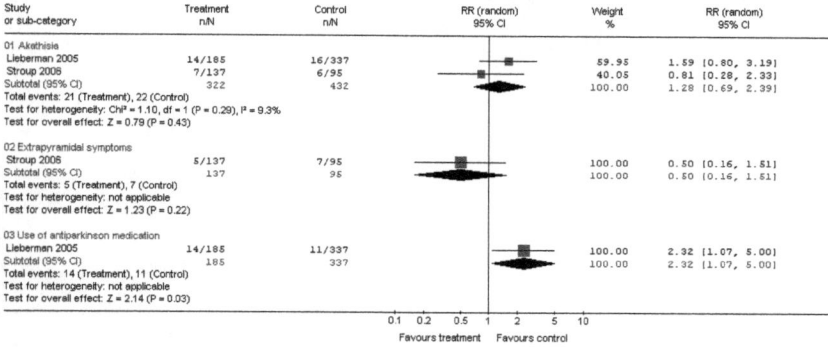

Study or sub-category	Treatment n/N	Control n/N	RR (random) 95% CI	Weight %	RR (random) 95% CI
01 Akathisia					
Lieberman 2005	14/185	16/337		59.95	1.59 [0.80, 3.19]
Stroup 2006	7/137	6/95		40.05	0.81 [0.28, 2.33]
Subtotal (95% CI)	322	432		100.00	1.28 [0.69, 2.39]
Total events: 21 (Treatment), 22 (Control)					
Test for heterogeneity: Chi² = 1.10, df = 1 (P = 0.29), I² = 9.3%					
Test for overall effect: Z = 0.79 (P = 0.43)					
02 Extrapyramidal symptoms					
Stroup 2006	5/137	7/95		100.00	0.50 [0.16, 1.51]
Subtotal (95% CI)	137	95		100.00	0.50 [0.16, 1.51]
Total events: 5 (Treatment), 7 (Control)					
Test for heterogeneity: not applicable					
Test for overall effect: Z = 1.23 (P = 0.22)					
03 Use of antiparkinson medication					
Lieberman 2005	14/185	11/337		100.00	2.32 [1.07, 5.00]
Subtotal (95% CI)	185	337		100.00	2.32 [1.07, 5.00]
Total events: 14 (Treatment), 11 (Control)					
Test for heterogeneity: not applicable					
Test for overall effect: Z = 2.14 (P = 0.03)					

0.1 0.2 0.5 1 2 5 10
Favours treatment   Favours control

Abbildung 96: Extrapyramidalmotorische Nebenwirkungen

Review: Ziprasidone versus other atypical antipsychotics for schizophrenia
Comparison: 04 ZIPRASIDONE versus QUETIAPINE
Outcome: 12 Adverse effects: glucose - change from baseline in mg/dl

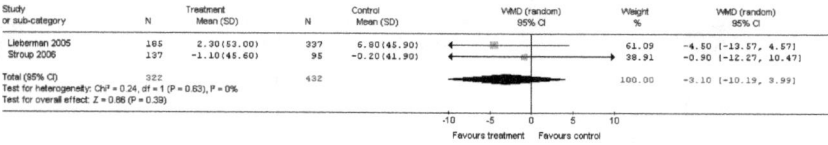

Study or sub-category	N	Treatment Mean (SD)	N	Control Mean (SD)	WMD (random) 95% CI	Weight %	WMD (random) 95% CI
Lieberman 2005	185	2.30 (53.00)	337	6.80 (45.90)		61.09	-4.50 [-13.57, 4.57]
Stroup 2006	137	-1.10 (45.60)	95	-0.20 (41.90)		38.91	-0.90 [-12.27, 10.47]
Total (95% CI)	322		432			100.00	-3.10 [-10.19, 3.99]
Test for heterogeneity: Chi² = 0.24, df = 1 (P = 0.63), I² = 0%							
Test for overall effect: Z = 0.86 (P = 0.39)							

-10 -5 0 5 10
Favours treatment   Favours control

Abbildung 97: Glucose im Serum

10 Danksagung

Auch gilt der Cochrane Schizophrenia Group für ihre Unterstützung mein besonderer Dank. Eine andere Version der Arbeit ist publiziert als Cochrane Review in the Cochrane Database of Systematic Reviews Januar 2010;(1): CD006625.
Cochrane Reviews are regularly updated as new evidence emerges and in response to comments and criticisms, and the Cochrane Database of Systematic Reviews should be consulted for the most recent version of the Review.'

Literaturverzeichnis

[1] ALTMAN, D.; BLAND, J.: »Detekting skewness from summary information.« *British Medical Journal*, Bd. 313, S. 1200, 1996.

[2] AN, B.; LIU, X.; CHEN, J.: »A comparative study between quetiapine and clozapine in the treatment of schizophrenia and the relation with the plasman levels of IL-2, SIL-2R.« *Schuan Mental Health*, Bd. 16, S. 152–154, 2003.

[3] ANTES, G.: »Systematische Übersichtsarbeiten.« *Deutsches Ärzteblatt*, Bd. 10, S. 616–622, 1996.

[4] ANTES, G.: »Evidence-based Medicine.« *Der Internist*, Bd. 39, S. 899–908, 1998.

[5] ANTONOVA, E.; KUMARI, V.; HALARI, R.; ZACHARIAH, E.: »Superior cognitive efficacy of atypical antipsychotics olanzapine, risperidone, and quetiapine, as a group, relative to low doses of conventional antipsychotics.« *Schizophrenia Bulletin*, Bd. 31, S. 474, 2005.

[6] ASCHER-SVANUM, H.; ZHU, B.; FARIES, D.; LANDBLOOM, R.: »Time to discontinuation of atypical versus typical antipsychotics in the naturalistic treatment of schizophrenia.« *BMC Psychiatry*, Bd. 6, S. 8, 2006.

[7] ATMACA, M.; KULOGLU, M.; TEZCAN, E.; USTUNDAG, B.: »Serum leptin and triglyceride levels in patients on treatment with atypical antipsychotics.« *Journal of Clinical Psychiatry*, Bd. 64, S. 598–604, 2003.

[8] BALOESCU, A.; VASILE, D.; GHEORGHE, M.; GRIGORESCU, G.: »Side effects of atypical antipsychotics - prediction factor for compliance.« *Journal of the European College of Neuropsychopharmacology*, Bd. 16, S. S 403, 2006.

[9] BENKERT, O.; HIPPIUS, H.: *Kompendium der psychiatrischen Pharmakologie.* Springer-Verlag Berlin/Heidelberg, 2003.

[10] BERGER, M.; OLBRICH, H.; FRITZE, J.; LANCZIK, M.: *Psychiatrie und Psychotherapie.* Urban und Schwarzenberg, 1999.

[11] BEUZEN, J. N.; PANS, M.; MODELL, S.; HAGENS, P.: »Naturalistic study of aripiprazole treatment.« *XIII World Congress of Psychiatry; 2005 10-15th Sept; Cairo, Egypt*, Bd. P12.P203, 2005.

[12] BOISSEL, J.; CUCHERAT, M.; LI, W.; CHATELLIER, W.: »The problem of therapeutic efficacy indices. 3: Comparison of the indices and their use.« *Therapie*, Bd. 54 (4), S. 405–411, 1999.

[13] BRUNNHUBER, S.; LIEB, K.: *Kurzlehrbuch Psychiatrie, 4.Auflage, 115-134.* Urban & Fischer, München/Jena, 2000.

[14] BYERLY, M.; NAKONEZNY, P.; BUGNO, R.; BOLES, J.: »A randomized, double-blind pilot trial of switching to quetiapine vs. Risperidone continuation in outpatients with risperidone-associated sexual dysfunction.« *159th Annual Meeting of the American Psychiatric Association; 2006 May 20-25, Toronto, Canada*, 2006.

[15] BYERLY, M.; WEBER, M.: »Clozapine versus quetiapine for schizophrenia.« *Stanley Foundation Research Programs*, 1999.

[16] CANAS, F.; PEREZ, V.; TAFALLA, M.: »Quetiapine and risperidone in the treatment of schizophrenia: a short- and long-term, non-randomized study.« *159th Annual Meeting of the American Psychiatric Association; 2006 May 20-25, Toronto, Canada*, 2006.

[17] CAO, D.; XIE, S. P.; CHEN, Q. B.; YUAN, Y. G.: »Characteristics of the sexual disturbance caused by chlorpromazine, risperidone, quetiapine and olanzapine and their associations with the changes of blood glucose and blood lipids in male patients with schizophrenia.« *Chinese Journal of Clinical Rehabilitation*, Bd. 9, S. 63–68, 2005.

[18] CAO, D.; XIE, S. P.; CHEN, Q. B.; YUAN, Y. G.: »Comparison of the effects of chlorpromazine, risperidone and quetiapine on hypothalamic-pituitary-gonadal axis and sexual function in male patients with schizophrenia.« *Chinese Journal of Clinical Rehabilitation*, Bd. 9, S. 148–151, 2005.

[19] CHAUDHRY, H.; NIAZ, S.; ARSHAD, N.; PERACHA, F.: »Comparison of risperidone, olanzapine and quetiapine in relation to body weight, serum blood glucose and prolactin levels.« *Journal of the European College of Neuropsychopharmacology*, Bd. 16, S. S241, 2006.

[20] CLARKE, M.; OXMAN, A.: »Cochrane Reviewers' Handbook 4.0.« *The Cochrane Library [database on disk and CDROM], Oxford: Update Software*, Bd. 1, 2000.

[21] COCHRANECOLLABORATION: »Wer war Archie Cochrane.« http://www.cochrane.de/de/index.htm, 2009. Besucht am 2009-09-15. Das Deutsche Cochrane Zentrum.

[22] CONLEY, R.; KELLY, D.; PHARM, D.; NELSON, M.: »Risperidone, Quetiapine, and Fluphenazine in the Treatment of Patients with Therapy-Refractory Schizophrenia.« *Clinical Neuropharmacology*, Bd. 28, S. 163–168, 2005.

[23] COOPER, H.; HEDGES, L.: *The Handbook of Research Synthesis.* Beverly Hills, 1994.

[24] DAI, J. P.; ZHAO, Z. H.; LIU, G. X.: »Comparison of efficacy and safety of aripiprazole and quetiapine in the treatment of schizophrenia.« *Chinese Journal of Behavioral Medical Sience*, Bd. 14, 2005.

[25] DAI, J. P.; ZHAO, Z. H.; MAI, G. Y.: »Comparative study on the effect of olanzapine and seroquel of schizophrenia.« *Chinese Journal of Behavioral Medical Science*, Bd. 13, S. 291–293, 2004.

[26] DEEKS, J.: »Issues in the selection for Metaanalyses of binary data.« *Abstracts of 8th International Cochrane Colloquium; 2000 Oct 25-29th; Cape Town, South Africa. Cape Town: Cochrane Collaboration*, 2000.

[27] DILLING, H.; FREYBERGER, H.: *Taschenführer zur Klassifikation psychischer Störungen*, Kap. 2. Weltgesundheitsorganisation, 2008.

[28] DING, Y.; AN, B.; LI, G.; LI, Y.: »A comparative study of risperidone and quetiapine in the treatment of schizophrenia and relationship between efficacy and the serum levels of il-2?sil-2r.« *Shandong Archives of Psychiatry*, Bd. 17, S. 76–78, 2004.

[29] DOSSENBACH, M.; ARANGO-DAVILA, C.; IBARRA, H.; LANDA, E.: »Response and Relapse in Patients with Schizophrenia treated with Olanzapine, Risperidone, Quetiapine, or Haloperidol: 12-Month Follow-Up of the Intercontinental Schizophrenia Outpatient Health Outcomes (IC-SOHO) Study.« *Journal of Clinical Psychiatry*, Bd. 66, S. 1021–1030, 2005.

[30] DU, J.; ZHOU, T.; XIONG, L.; THIAN, D.: »A study of Quetiapine and Clozapine in treatment of chronic schizophrenia.« *Journal of Luzhou Medical College*, Bd. 26, 2003.

[31] DUGGAN, L.; DARDENNES, R.; EL-DOSOKY, A.; FENTON, M.: »Olanzapine for schizophrenia.« *Cochrane Database of Systematic Reviews*, Bd. 2, 2005.

[32] EL-SAYEH, H.; MORGANTI, C.: »Aripiprazole for schizophrenia.« *Cochrane Database of Systematic Reviews*, Bd. 2, 2006.

[33] EMSLEY, R.; TURNER, H.; SCHRONEN, J.; BOTHA, K.: »Effects of quetiapine and haloperidol on body mass index and glycaemic control: a long-term, randomized, controlled trial.« *International Journal of Neuropsychopharmacology*, Bd. 1, S. 1–8, 2005.

[34] FAN, J.; LI, W.: »A study of Quetiapine in treatment of negative Symptoms dominant Schizophrenia.« *Sichuai Psychiatry*, Bd. 18, S. 178, 2005.

[35] FLEISCHHACKER, W.; KEET, I.; KAHN, R.: »The European First Episode Schizophrenia Trial (EUFEST): rationale and design of the trial.« *Schizophrenia Research*, Bd. 78, S. 147–156, 2005.

[36] FU, H.; YU, H.; HUO, J.: »A comparative study of quetiapine vs clozapine in the treatment of schizophrenia.« *Journal of Clinical Psychosomatic Diseases*, Bd. 11, S. 313–314, 2005.

[37] FURUKAWA, T.; BARBUI, C.; CIPRIANI, A.; BRAMBILLA, P.: »Imputing missing standard deviations in meta-analyses can provide accurate results.« *Journal of Clinical Epidemiology*, Bd. 59, S. 7–10, 2006.

[38] GAEBEL, W.; FALKAI, P.: *Praxisleitlinien in Psychiatrie und Psychotherapie*, Kap. 2. Deutsche Gesellschaft für Psychiatrie, Psychotherapie und Nervenheilkunde, 2006.

[39] GAO, C.; GAO, Z.: »A study of quetiapine in the treatment of first-onset schizophrenia.« *Journal of Clinical Psychological Medicine*, Bd. 13, S. 221–222, 2003.

[40] GARCÍA, M.; VIDAL, M.; RAMOS, R.: »Sexual side effects of antipsychoticcs and treatment adherence.« *Journal of the European College of Neuropsychopharmacology*, Bd. 16, S. S378, 2006.

[41] GASTPAR, M.; KASPER, S.; LINDEN, M.: *Psychiatrie*, S. 88–98. Berlin/New York: de Gruyter, 2000.

[42] HALVORSEN, K.: *The Handbook or Research Synthesis*, Kap. The Reporting Format. New York: Russel Sage Foundation, 1994.

[43] HARRIGAN, E.; MICELI, J.; ANZIANO, R.; WATSKY, E.: »A randomized evaluation of the effects of six antipsychotic agents on QTC, in the absence and presence of metabolic inhibition.« *Journal of Clinical Psychopharmacology*, Bd. 24, S. 62–69, 2004.

[44] HE, J.; CHEN, Y.: »A controlled study on quetiapine and clozapine in the treatment of schizophrenic patients.« *Medical Journal of Chinese Civil Administration*, Bd. 15, S. 335–336, 2003.

[45] HIGGINS, J.; THOMPSON, S.; DEEKS, J.; ALTMAN, D.: »Measuring inconsistency in meta-analyses.« *British Medical Journal*, Bd. 327, S. 557 – 560, 2003.

[46] HUANG, S.; MA, Z.; GUO, B.: »Effectiveness of quetiatine vs clozapine in the treatment of schizophrenia.« *Journal of Clinical Psychosomatic Diseases*, Bd. 9, S. 206–207, 2003.

[47] HUBER, T.; BORSUTZKY, M.; SCHNEIDER, U.; EMRICH, H.: »Psychotic disorders and gonadal function: Evidence supporting the oestrogen hypothesis.« *Acta Psychiatrica Scandinavica*, Bd. 109, S. 269–274, 2004.

[48] KAROW, A.; NABER, D.: »Subjective well-being and quality of life under atypical antipsychotic treatment.« *Psychopharmacology*, Bd. 162, S. 3–10, 2002.

[49] KAY, S.; FISZBEIN, A.; OPLER, L.: »The positive and negative syndrom scale (PANSS) for schizophrenia.« *Schizophrenia Bulletin*, Bd. 13 (2), S. 261–276, 1987.

[50] KEKS, N.; TONSO, M.; TABONE, K.; McHUGH, M.: »Clinical experience with atypical antipsychotics in acute inpatient unit: Focus on quetiapine.« *International Journal of Psychiatry in Clinical Practice*, Bd. 10, S. 2, 2006.

[51] KELEMEN, O.; NAGY, O.; MÁTTYÁSSY, A.; KISS, I.: »Do second-generation antipsychotics disrupt decision-making abilities in schizophrenia?« *Journal of the European College of Neuropsychopharmacology*, Bd. 16, S. S430, 2006.

[52] KIM, J.; CHO, D.; CHOI, H.; KIM, H.: »The comparison of risperidone, olanzapine and quetiapine in the treatment of chronic schizophrenia and schizoaffective disorder.« *Journal of the European College of Neuropsychopharmacology*, Bd. 14, S. S245, 2004.

[53] KINON, B.; LIEBERMAN, J.: »Mechanisms of action of atypical antipsychotic drugs: a critical analysis.« *Psychopharmacology*, Bd. 124, S. 2–34, 1996.

[54] KINON, B.; LIPKOVICH, I.; EDWARDS, S.; ADAMS, D.: »A 24-week randomized study of olanzapine versus ziprasidone in the treatment of schizophrenia or schizoaffective disorder in patients with prominent depressive symptoms.« *Journal of Clinical Psychopharmacology*, Bd. 26, S. 157–162, 2006.

[55] KNEGTERING, R.; CASTELEIN, S.; BOUS, H.; VAN DER LINDE, J.: »A randomized open-label study of the impact of quetiapine versus risperidone on sexual functioning.« *Journal of Clinical Psychopharmacology*, Bd. 24, S. 56–61, 2004.

[56] LAIRD, N.: »Nonparametric maximum likelihood of a mixture distribution.« *Journal of the American Statistical Association*, Bd. 73, S. 805–811, 1978.

[57] LEUCHT, S.; CORVES, C.; ARBTER, D.; ENGEL, R.: »Second-generation versus first-generation antipsychotic drugs for schizophrenia: a meta analysis.« *Lancet*, Bd. 373, S. 31–41, 2009.

[58] LEUCHT, S.; KISSLING, W.: »Cochrane Reviews: Bedeutung für die Psychiatrie.« *Die Psychiatrie*, Bd. 2, S. 86–91, 2006.

[59] LI, C.: »A study of Quetiapine and Clozapine in treatment of schizophrenia.« *Chinese Journal of Nerv-and Mental Disease*, Bd. 29, S. 306–307, 2003.

[60] LI, C.; GUO, L.: »A comparison of cognitive function in the first-onset schizophrenia treated with quetiapine and clozapine.« *Medical Journal of Chinese People Health*, Bd. 15, S. 718–721, 2003.

[61] LI, D.; ZHENG, M.; ZHENG, J.: »A comparative study between quetiapine and clozapine in the treatment of schizophrenia.« *Jiuheyuan Hospital of Shishou*, 2002.

[62] LI, G.; CHEN, Q.; ZHANG, Q.: »A comparison analysis on the efficacy of quetiapine and risperidone in cognitive function of schizophrenia.« *Chinese Journal of Behavioral Medical Science*, Bd. 14, S. 1007–1008, 2005.

[63] LI, H.; GU, N.; XIE, B.; LI, M.: »Quetiapine in treatment of schizophrenia: a randomized, controlled, multicentre study.« *Chinese Journal of New Drugs and Clinical Remedies*, Bd. 20, S. 260–263, 2001.

[64] LI, X.; LAO, G.; CAO, L.: »Comparison of efficacy and safety of seroquel and resperidone in the treatment of schizophrenia.« *Chinese Journal of Behavioral Medical Science*, Bd. 12, S. 45–46, 2003.

[65] LI, Y.; FENG, Y.: »A double blind comparing study between the effects of Quetiapine and Clozapine on the life quality of the patients with schizophrenia.« *Medical Journal of Chinese Peoples Health*, Bd. 17, S. 262–264, 2005.

[66] LI, Y.; WANG, C.; ZHANG, D.; WANG, L.: »A study of Quetiapine and Clozapine in treatment of first-episode schizophrenia.« *Chinese Journal of Nerv-and Mental Disease*, Bd. 28, S. 219–220, 2002.

[67] LIEBERMAN, J.; STROUP, T.; MCEVOY, J.; SWARTZ, M.: »Effectiveness of antipsychotic drugs in patients with chronic schizophrenia.« *New England Journal of Medicine*, Bd. 353, S. 1209–1223, 2005.

[68] LIU, C.; LIU, S.; TU, Z.; LIU, B.: »A study of Quetiapine with small doze of Clozapine in treatment of resistant schizophrenia.« *Medical Journal of Chinese People´s Health*, Bd. 17, S. 748–749, 2005.

[69] LIU, Y.; XU, M.; CHEN, X.: »A controlled study of quetiapine and clozapine in the treatment of schizophrenia with predominantly negative symptoms.« *Shandong Archives of Psychiatry*, Bd. 17, S. 6–8, 2004.

[70] LIU, Y.; XU, M.; CHEN, X.: »A controlled study of quetiapine and clozapine in the treatment of schizophrenia with predominantly negative symptoms.« *Shandong Archieves of Psychiatry*, Bd. 17, S. 6–8, 2004.

[71] LU, S.; ZHANG, S.; REN, Y.: »Comparative study on the psychopathology and the quality of life of schizophrenia treated with risperidone, clozapine and quetiapine.« *Journal of Nursing Science*, Bd. 20, S. 57–59, 2005.

[72] LUO, Y.; ZHANG, S.; WANG, A.: »The comparative study of quetiapine and clozapine in the treatment of female schizophrene.« *Medical Journal of Chinese People Health*, Bd. 17, S. 269–270, 2005.

[73] MCEVOY, J.; LIEBERMAN, J.; PERKINS, D.; HAMER, R.: »Efficacy and Tolerability of Olanzapine, Quetiapine, and Risperidone in the Treatment of Early Psychosis: A Randomized, Double-Blind 52-Week Comparison.« *American Journal of Psychiatry*, Bd. 164, S. 1050–1060, 2007.

[74] McEvoy, J.; Lieberman, J.; Stroup, T.; Davis, S.: »Effectiveness of clozapine versus olanzapine, quetiapine, and risperidone in patients with chronic schizophrenia who did not respond to prior atypical antipsychotic treatment.« *American Journal of Psychiatry*, Bd. 163, S. 600–610, 2006.

[75] Mintzer, J.; Mullen, J.; Sweitzer, D.: »A comparison of extrapyramidal symptoms in older outpatients treated with quetiapine or risperidone.« *Current Medical Research and Opinion*, Bd. 20, S. 1483–1491, 2004.

[76] Mori, K.; Nagao, M.; Yamashita, H.; Morinobu, S.: »Effect of switching to atypical antipsychotics on memory in patients with chronic schizophrenia.« *Progress in Neuro-Psychopharmacology and Biological Psychiatry*, Bd. 28, S. 659–665, 2004.

[77] Mullen, J.; Jibson, M.; Sweitzer, D.: »A comparison of the relative safety, efficacy, and tolerability of quetiapine and risperidone in outpatients with schizophrenia and other psychotic disorders: the quetiapine experience with safety and tolerability (QUEST) study.« *Clinical Therapeutics*, Bd. 23, S. 1839–1854, 2001.

[78] Musil, R.; Spellmann, I.; Riedel, M.; Douhet, A.: »SNAP-25 gene polymorphisms and weight gain in schizophrenic patients treated with atypical antipsychotics.« *Journal of the European College of Neuropsychopharmacology*, Bd. 16, S. S415, 2006.

[79] Overall, J.; Gorham, D.: »The Brief Psychiatric Rating Scale.« *Psychological Reports*, Bd. 10, S. 799–812, 1962.

[80] Ozguven, H.; Oner, O.; Baskak, B.; Oner, P.: »The metabolic and clinical effects of olanzapine and quetiapine: preliminary findings from a randomized single-blind trial in patients with schizophrenia.« *Schizophrenia Research*, Bd. 67, S. 190–191, 2004.

[81] Pan, M.; Wang, H.; Zhang, S.: »A controlled study of domestic quetiapine and risperidone in the treatment of first-episode schizophrenia.« *Journal of Clinical Psychosomatic Diseases*, Bd. 10, S. 244–246, 2004.

[82] Pan, M.; Zhang, S.; Zhao, Z.: »A comparative study of domestic quetiapine and risperidone in the treatment of schizophrenia.« *Medical Journal of Chinese People´s Health*, Bd. 16, S. 597–598, 637, 2004.

[83] Pan, M.; Zhang, S.; Zhao, Z.: »Influence of three antipsychotic drugs on electrocardiogram in patients with schizophrenia.« *Journal of XinXiang Medical College*, Bd. 21, S. 403–404, 2004.

[84] Pang, D.; Wang, C.; Cui, A.: »Effect of quetiapine fumarate and clozapine on clinical rehabilitation of schizophrenia:a controlled study.« *Chinese Journal of Clinical Rehabilitation*, Bd. 6, S. 1007, 2002.

[85] PENG, X.; HUANG, X.: »Control study of quetiapine on schizophrenia mainly with negative symptoms.« *Modern Journal of Integrated Traditional Chinese and Western Medicine*, Bd. 13, S. 1557–1558, 2004.

[86] POTKIN, S.; GHARABAWI, G.; GREENSPAN, A.; MAHMOUD, R.: »A double-blind comparison of risperidone, quetiapine and placebo in patients with schizophrenia experiencing an acute exacerbation requiring hospitalization.« *Schizophrenia Research*, Bd. 85, S. 254–265, 2006.

[87] QI, F.; WANG, L.; ZHEN, Y.: »Comparison of efficacy and safety of quetiapine and risperidone in the treatment of schizophrenia.« *Shanghai Archives of Psychiatry*, Bd. 16, S. 78–79, 119, 2004.

[88] QIAN, D.; PAN, B.; YANG, G.: »Cost-effectiveness analysis of 3 kinds of therapeutic schemes for schizophrenia.« *Evaluation and Analysis of Drug-use in Hospital of China*, Bd. 4, S. 110–111, 2004.

[89] RAMSEY, P.; CARTINE, J.; INUI, T.: »Changes over time in the knowledge base of practising internists.« *Journal of the American Medical Association*, Bd. 266, S. 1103–1107, 1991.

[90] REZNIK, I.; SLAVKIN, L.; SHABASH, E.; SHAKED, G.: »Quetiapine (»Seroquel«) and olanzapine for acute treatment of patients with schizophrenia: an open-label, comparative study.« *Psychiatry Department, Israel*, 2004.

[91] RIEDEL, M.; MÜLLER, N.; SPELLMANN, I.; ENGEL, R.: »Efficacy of olanzapine versus quetiapine on cognitive dysfunctions with an acute episode of schizophrenia.« *European Archieves of Psychiatry and Clinical Neuroscience*, Bd. 748, S. 360–370, 2007.

[92] RIEDEL, M.; MÜLLER, N.; STRASSNIG, M.; SPELLMANN, I.: »Quetiapine has equivalent efficacy and superior tolerability to risperidone in the treatment of schizophrenia with predominantly negative symptoms.« *European Archieves of Psychiatry and Clinical Neuroscience*, Bd. 255, S. 432–437, 2005.

[93] RYU, S.; JANG, W.; CHO, E.; KIM, S.: »Association of leptin gene polymorphism with antipsychotic drug-induced weight gain.« *Journal of the European College of Neuropsychopharmacology*, Bd. 16, S. S419, 2006.

[94] SACCHETTI, E.; VALSECCHI, P.; REGINI, C.; GALLUZZO, A.: »Comparison of quetiapine, olanzapine, and risperidone in schizophrenia.« *Journal of the European College of Neuropsychopharmacology*, Bd. 14, S. 286, 2004.

[95] SACKETT, D.; STRAUSS, S.; RICHARDSON, W.; ROSENBERG, W.: *Was ist Evidenz-basierte Medizin und was nicht?* Medizin Verlag GmbH München, 1997.

[96] SAJATOVIC, M.; MULLEN, J.; SWEITZER, D.: »Efficacy of quetiapine and risperidone against depressive symptoms in outpatients with psychotic disorders.« *155th Annual Meeting of the American Psychiatric Association; 2002 May 18-23; Philadelphia, Pennsylvania, USA*, 2002.

[97] SCHNELL, R.; HILL, P.; ESSER, E.: *Methoden der empirischen Sozialforschung.* München: Oldenbourg Verlag, 1995.

[98] SCHULZ, P.: »Quetiapin.« http://www.wikipedia.org/wiki/Quetiapin, 2008. Besucht am 2008-09-22.

[99] SIROTA, P.; PANNET, I.; KOREN, A.; TCHERNICHOVSKY, E.: »Quetiapine versus olanzapine for the treatment of negative symptoms in patients with schizophrenia.« *Human Psychopharmacology*, Bd. 21, S. 227–234, 2006.

[100] STROUP, T.; LIEBERMAN, J.; MCEVOY, J.; SWARTZ, M.: »Effectiveness of olanzapine, quetiapine, risperidone, and ziprasidone in patients with chronic schizophrenia following discontinuation of a previous atypical antipsychotic.« *American Journal of Psychiatry*, Bd. 163, S. 611–622, 2006.

[101] SUTTON, A.; LAMBERT, P.; ABRAHAMS, K.; JONES, D.: *Meta-Analysis in Medicine and Health Policy.*, Kap. Meta-Analysis in Practice: A critical review of Available Software., S. 359–390. CRC Biostatistics Series. Chapman & Hall, 2000.

[102] SVESTKA, J.; SYNEK, O.; ZOURKOVA, A.: »A double-blind comparison of olanzapine and quetiapine in treatment of acute exacerbations of schizophrenic or schizoaffective disorders.« *Journal of the European College of Neuropsychopharmacology*, Bd. 13, S. 291, 2003.

[103] SWANSON, J.; SWARTZ, M.; VAN DORN, R.: »Effectiveness of atypical antipsychotics for substance abuse in schizophrenia patients.« *159th Annual Meeting of the American Psychiatric Association; 2006 May 20-25, Toronto, Canada*, 2006.

[104] TANG, Y.: »A controlled study of schizophrenia treated with quetiapine and clozapine.« *Shanghai Archives of Psychiatry*, Bd. 15, S. 27–29, 2003.

[105] TANG, Z.; XU, C.; CHEN, D.: »A comparative study of quetiapine and clozapine in the treatment of recurrent schizophrenia.« *Shandong Archives of Psychiatry*, Bd. 18, S. 167–168, 2005.

[106] VORUGANTI, L.; AWAD, A.; PARKER, G.; FORREST, C.: »Cognition, functioning and quality of life in schizophrenia treatment: Results of a one-year randomized controlled trial of olanzapine and quetiapine.« *ScienceDirect, Elsevier B.V. ScienceDirect, Elsevier B.V.*, S. 1–2, 2007.

[107] WANG, C.; LI, Y.; LIU, X.: »Cognitive function and p300 potentials in first-episode schizophrenia treated with quetiapine and risperidone.« *Chinese Mental Health Journal*, Bd. 19, S. 333–336, 2005.

[108] WANG, C.; LI, Y.; WANG, L.; PAN, M.:»Comparison of cognitive function and event related potentials in first episode schizophrenic treated with antipsychotic drugs.« *Journal of Clinical Psychological Medicine*, Bd. 15, S. 168–170, 2005.

[109] WANG, M.; HAN, F.; MA, H.:»Comparation of quetiapine and clozapine in treatment of patients with first-onset schizophrenia.« *Chinese Journal of Clinical Pharmacology and Therapeutics*, Bd. 9, S. 551–554, 2004.

[110] WANG, M.; LIU, M.; LU, L.:»A controlled study on seroquel and risperidone in the treatment of schizophrenic patients.« *Journal of Clinical Psychological Medicine*, Bd. 10, S. 200–201, 2000.

[111] WANG, X.:»Comparative study of effects of quetiapine and clozapine on quality of life of schizophrenics.« *Journal of Clinical Psychosomatic Diseases*, Bd. 10, S. 167–168, 2004.

[112] WANG, X.; WANG, W.; WANG, J.:»Analysis of Quetiapine in treatment of First-Episode Schizophrenia.« *Sichuai Psychiatry Medicine*, Bd. 18, S. 235–236, 2005.

[113] WANG, X.; YANG, J.; GUO, H.:»Clinical study of quetiapine and risperidone in the treatment of schizophrenia.« *Journal of Clinical Psychosomatic Diseases*, Bd. 11, S. 118–119, 2005.

[114] WANG, Y.; SUN, M.; SHAO, X.:»A comparative study between quetiapine and clozapine in the treatment of schizophrenia.« *Health Psychology Journal*, Bd. 13, S. 271–272, 2005.

[115] WEICKERT, T.; GOLDBERG, T.; MARENCO, S.; BIGELOW, L.:»Comparison of cognitive performances during a placebo period and an atypical antipsychotic treatment period in schizophrenia: critical examination of confounds.« *Neuropyschopharmacology*, Bd. 28, S. 1491–1500, 2003.

[116] XIANG, D.; LIU, X.:»Treatment of 31 cases of schizophrenia with quetiapine.« *Herald of Medicine*, Bd. 24, S. 40–42, 2005.

[117] XU, L.; OUYANG, J.; GAO, S.:»Effects of domestic quetiapine vs clo-zapine in treatment of schizophrenia.« *Chinese Journal of New Drugs and Clinical Remedies*, Bd. 77477, S. 542–545, 2003.

[118] XU, M.; PENG, M.:»A study of Quetiapine in treatment of schizophrenia.« *Journal of Clinical Psychology Medicine*, Bd. 12, S. 227–228, 2002.

[119] XU, X.; ZHANG, X.; ZHOU, C.; DAI, X.:»Comparison of efficacy and safety of seroquel and risperidone in the treatment of schizophrenia.« *Journal of Jiangsu Clinical Medicine*, Bd. 9, S. 20–22, 2005.

[120] YAMASHITA, H.; MORI, K.; NAGAO, M.; OKAMOTO, Y.: »Influence of aging on the improvement of subjective sleep quality by atypical antipsychotic drugs in patients with schizophrenia: comparison of middle-aged and older adults.« *American Journal of Geriatric Psychiatry*, Bd. 13, S. 377–384, 2005.

[121] YANG, F.; YANG, Y.; ZHANG, Z.: »Control study on quetiapine and clozapine in treatment of refractory schizophrenia.« *Medical Journal of Chinese People Health*, Bd. 16, S. 12–13, 2004.

[122] YANG, Q.; HUANG, Y.; YANG, B.: »The effect of quetiapine and risperidone on the EEG of first-episode schizophrenic patients.« *Shandong Archives of Psychiatry*, Bd. 18, S. 159–160, 2005.

[123] YU, G.; LIANG, S.; HE, Z.: »Comparison of Quetiapine and Clozapine in treatment of schizophrenia.« *Journal of Clinical Psychiatry Medicine*, Bd. 25, S. 4–5, 2003.

[124] YUAN, F.; GAO, M.; LIU, X.: »A contrast observation of quetiapine and clozapine in affecting electroencephalogram.« *Journal of Practical Medical Techniques*, Bd. 12, S. 482–484, 2005.

[125] ZHANG, H.; ZHANG, M.; GU, W.: »A comparative study of social function in schizophrenia patients treated with seroquel(quetiapine) or clozapine.« *Sichuan Mental Health*, Bd. 18, S. 91–93, 2005.

[126] ZHANG, L.; WU, Y.; GUO, C.: »A comparative study between quetiapine and risperidone in the treatment of schizophrenia.« *Health Psychology Journal*, Bd. 11, S. 262–263, 2003.

[127] ZHANG, M.; ZHANG, H.; GU, W.: »A comparative study of quetiapine and clozapine in the treatment of schizophrenia.« *Shandong Archives of Psychiatry*, Bd. 18, S. 86–88, 2005.

[128] ZHANG, R.; CAO, Y.: »A comparative study of EKG changed by quetiapine and clozapine in the treatment of schizophrenia.« *Medical Journal of Chinese People Health*, Bd. 17, S. 290–291, 2005.

[129] ZHANG, Y.; JIANG, Y.; ZHAO, S.: »A comparative study of Quetiapine Combined with Clomipramine in Treatment of Schizophrenia with Obsessive-compulsive Symptoms.« *Chinese Journal of Health Psychology*, Bd. 13, 2005.

[130] ZHAO, F.; ZHANG, Z.; LI, H.: »Control studies of quetiapine and risperidone in the treatment of schizophrenia.« *Journal of Clinical Psychosomatic Diseases*, Bd. 10, S. 25–26, 2004.

[131] ZHAO, L.; LI, Y.; QI, F.: »Control study of quetiapine and risperidone in treatment of chizophrenics.« *Heath Psychology Journal*, Bd. 13, S. 56, 79–80, 2005.

[132] ZHAO, Y.; FANG, J.; WANG, S.; AN, C.: »A study of Quetiapine and Clozapine in treatment of schizophrenia.« *Journal of Clinical Psychology Medicine*, Bd. 15, S. 231–232, 2005.

[133] ZHONG, K.; SWEITZER, D.; HAMER, R.; LIEBERMAN, J.: »Comparison of quetiapine and risperidone in the treatment of schizophrenia: a randomized, double-blind, flexible-dose, 8-week study.« *Journal of Clinical Psychiatry*, Bd. 67, S. 1093–1103, 2006.

[134] ZHONG, Z.; TAO, J.; WANG, X.; WU, X.: »Effect of antipsychotic plus buflomedil hydrochlorde in ameliorating the negative symptoms of patients with schizophrenia.« *Zhongguo Linchuang Kangfu*, Bd. 10, S. 30–32, 2006.

[135] ZHOU, P.; GONG, F.; FAN, C.: »A control of treating chronic schizophrenia with seroquel or clozapine.« *Jiangxi Medical Journal*, S. 395–396, 2003.

[136] ZHOU, R.; DAI, X.: »A comparative study of quetiapine and clozapine in the treatment of patients with schizophrenia.« *Shanghai Archives of Psychiatry*, Bd. 15, S. 215–217, 2003.

Inhaltsverzeichnis

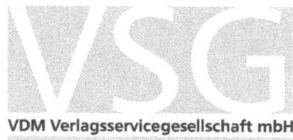

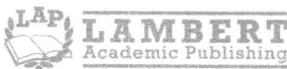

www.ingramcontent.com/pod-product-compliance
Lightning Source LLC
Chambersburg PA
CBHW021115210326
41598CB00017B/1447